UTB 3376

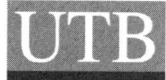

Eine Arbeitsgemeinschaft der Verlage

Böhlau Verlag · Köln · Weimar · Wien
Verlag Barbara Budrich · Opladen · Farmington Hills
facultas.wuv · Wien
Wilhelm Fink · München
A. Francke Verlag · Tübingen und Basel
Haupt Verlag · Bern · Stuttgart · Wien
Julius Klinkhardt Verlagsbuchhandlung · Bad Heilbrunn
Lucius & Lucius Verlagsgesellschaft · Stuttgart
Mohr Siebeck · Tübingen
Orell Füssli Verlag · Zürich
Ernst Reinhardt Verlag · München · Basel
Ferdinand Schöningh · Paderborn · München · Wien · Zürich
Eugen Ulmer Verlag · Stuttgart
UVK Verlagsgesellschaft · Konstanz
Vandenhoeck & Ruprecht · Göttingen
vdf Hochschulverlag AG an der ETH Zürich

Ernst Berger

Neuropsychologische Grundlagen kindlicher Entwicklung

Böhlau Verlag Wien Köln Weimar

Gewidmet meiner Tochter Katja,
von der ich viel über Entwicklung lernen konnte

Bibliografische Information Der Deutschen Bibliothek:
Die Deutsche Bibliothek verzeichnet diese Publikation in
Der Deutschen Nationalbibliografie; detaillierte bibliografische Daten sind im
Internet über http://dnb.ddb.de abrufbar.

ISBN utb 978-3-8252-3376-1
ISBN Böhlau 978-3-205-78522-4

Das Werk ist urheberrechtlich geschützt. Die dadurch begründeten Rechte, insbesondere die der Übersetzung, des Nachdruckes, der Entnahme von
Abbildungen, der Funksendung, der Wiedergabe auf fotomechanischem oder
ähnlichem Wege, der Wiedergabe im Internet und der Speicherung in Datenver-
arbeitungsanlagen, bleiben, auch bei nur auszugsweiser Verwertung, vorbehalten.

© 2010 by
Böhlau Verlag Ges. m. b. H. & Co. KG,
Wien · Köln · Weimar
http://www.boehlau.at
http://www.boehlau.de

Gedruckt auf umweltfreundlichem, chlor- und säurefreiem Papier

Druck: CPI Moravia Books, Czech Republic

Inhalt

1. Einleitung

Die Neuropsychologie beschreibt und analysiert die Zusammenhänge zwischen psychischen Funktionen und Gehirn und hat durch die rasante Entwicklung der bildgebenden Verfahren – des Neuroimaging – in den letzten zwei Jahrzehnten grundlegende Einsichten in die komplexen Zusammenhänge der Arbeitsweise des Zentralnervensystems gewonnen. Die modernsten Methoden der Neurowissenschaften ermöglichen eine relativ genaue Darstellung der Gehirnaktivität bei einfachen Tätigkeiten. Sie zeigen, dass auch für einfache Tätigkeiten – wie das Pressen eines Balles mit einer Hand – das Zusammenwirken mehrerer Areale des Gehirns notwendig ist und dass an dieser einfachen Tätigkeit in unterschiedlichen Etappen menschlicher Entwicklung unterschiedliche Areale beteiligt sind. Gewebszerstörungen in den beteiligten Arealen führen zu einer Störung der Tätigkeit. Auf dieser Grundlage kann für einfache Tätigkeiten ein relativ genauer Zusammenhang zwischen Störungen der Tätigkeit und den korrespondierenden Orten im Gehirn beschrieben werden. In wachsendem Maße erstreckt sich dieser Erkenntnisgewinn auch auf die Frage, wie sich das Verhältnis von Struktur und Funktion aus der Perspektive der Entwicklung darstellt. Die Entwicklungsneurologie steht in enger Beziehung zur Neuropsychologie des Entwicklungsalters.

Definition: Entwicklungsneurologie ist die Lehre von der Entwicklung des menschlichen Nervensystems als bio-psycho-sozialer Prozess. Ihre Arbeitsgebiete liegen im Bereich der medizinischen Praxis und der wissenschaftlichen Forschung.

ÄrztInnen, die im Bereich der Entwicklungsneurologie tätig sind – oft gemeinsam mit anderen Berufsgruppen (Physiotherapie,

Ergotherapie, Pädagogik, Psychologie) – haben meistens die Frage zu beantworten, ob die Entwicklung eines Kindes bisher normal verlaufen ist (Entwicklungsdiagnostik), und wenn nicht, was man tun kann, um das Kind in seiner Entwicklung zu unterstützen (Entwicklungsförderung, Therapie). Die wissenschaftlichen Forschungsergebnisse, die in den letzten 30–40 Jahren zusammengetragen wurden, liefern die Grundlage für die Antworten.

Zentrale Fragen der Entwicklungsneurologie sind die nach dem Verhältnis von Struktur und Funktion, nach dem Verhältnis von angeborenen und erworbenen Anteilen menschlichen Verhaltens sowie nach den Möglichkeiten der Kompensation von Läsionen und Funktionsstörungen im Laufe der Entwicklung. Einige Aussagen zu diesen Themen können hier vorangestellt werden:

Auf die klassische Frage »Angeboren oder erworben?« hat Piaget schon vor 35 Jahren die Antwort formuliert, dass Angeborenes hauptsächlich in einer Fähigkeit zur Ausübung von Funktionen besteht, ohne dass Erblichkeit fertiger Strukturen vorliegt. Somit kann die Antwort immer nur lauten: »Angeboren und erworben.«

Die wichtigsten Anstöße entwicklungsneurologischer Forschung und Praxis stammen aus dem Bereich der Betreuung von »Risikokindern«: Schädigungen des zentralen Nervensystems durch genetischen Defekt, durch Schwangerschaft und Geburt und die nachfolgenden Störungen der Entwicklung haben die Frage aufgeworfen, ob diese Störungen im Laufe der Entwicklung kompensiert werden können. Die Erweiterung dieser Fragestellung auf später (postnatal) erworbene ZNS-Läsionen eröffnet den Zugang zum Themenbereich der neurologischen Rehabilitation von Kindern und Jugendlichen.

Heinz Prechtl[1], einer der Pioniere in diesem Bereich, hat den Begriff der Entwicklungsneurologie in den 1970er-Jahren eingeführt und hat damit deutlich gemacht, dass die Forschung zur neurologischen Entwicklung (neurological development) zu einem

---

1   Heinz F. Prechtl (1980)

eigenständigen Wissenschaftsbereich *(Developmental Neurology)* geworden ist.

Die Entwicklungsneurologie gehört zu den »Wissenschaften vom Menschen«[2], und zwar zu jener Kategorie, die Piaget als »gesetzsuchende Disziplinen« bezeichnet. Sie arbeitet mit naturwissenschaftlichen, psychologischen, aber auch soziologischen Methoden, da in der menschlichen Entwicklung drei verschiedene Domänen zu unterscheiden sind: die

- gesellschaftliche Domäne
- psychische Domäne
- biologische Domäne

Im Zentrum entwicklungsneurologischer Betrachtung stehen die dynamischen Wechselwirkungen, die zwischen diesen Domänen bestehen. Somit hat die Betrachtung biologischer Strukturen und Funktionen eine zentrale Position in der Entwicklungsneurologie, die aber von der Berücksichtigung der beiden anderen Domänen nicht zu lösen ist. Der amerikanische Entwicklungsforscher Jerome Bruner nannte Freud, Piaget und Wygotski »die drei modernen Titanen der Entwicklungstheorie«[3] und akzentuiert damit drei verschiedene Aspekte des Entwicklungsprozesses – die emotionale (Freud) und die kognitive (Piaget) Entwicklung sowie die Entwicklung psychischer Strukturen in der Interaktion (Wygotski). Die Tätigkeit des Gehirns stellt die biologische Domäne des Themenfeldes dar. Grundlage unserer Betrachtung ist die Sichtweise LURIJAs , dass »das Gehirn als Ganzes, und zwar als hochdifferenziertes System, dessen Teile verschiedene Seiten des einheitlichen Ganzen gewährleisten, die materielle Grundlage der höheren psychischen Prozesse bildet« (LURIJA 1970). Die Entwicklungsneurologie bedarf daher einer Theorie, die alle drei

---

2   Jean Piaget (1972)

3   Jerome Bruner (1986)

Ebenen verbindet (Gesamtinterpretation des Menschen). Die *Tätigkeitstheorie* (Wygotski, Leontjew, Lurija), die sich aus der kulturhistorischen Schule[4] entwickelt hat, erfüllt diesen Anspruch und bildet den Leitfaden dieser Darstellung.

---

4   Vgl. C. Kölbl (2006)

2. Was ist Entwicklung und wie betreiben wir Entwicklungsdiagnostik?

Eine der Grundvoraussetzungen, um von Entwicklung zu sprechen, ist die Beobachtung von Veränderung. Aber nicht jede Form von Veränderung wird als Entwicklung bezeichnet. Der Begriff »Entwicklung« hat eine positive Konnotation. Beschränken wir die weiteren Betrachtungen auf lebende Organismen und lassen dabei Begriffe wie Stadtentwicklung, Verkehrsentwicklung etc. beiseite. Wenn wir an einem Organismus Veränderungen beobachten, die zum Verlust von Struktur, zu einer Einschränkung seiner Lebensäußerungen, seiner Austauschprozesse mit der Umwelt, zu einem Verlust von Kompetenzen führen, so bezeichnen wir das im Allgemeinen nicht als Entwicklung. Entwicklung ist das Gegenteil davon:

> *Entwicklung ist ein Prozess, in dem ein Organismus (biologisches System) wachsende Komplexität und einen höheren Grad von Struktur seiner Austauschprozesse erlangt. Sie erhöht den Grad der Flexibilität und sie verbessert die Bedingungen des Individuums in seinem Wechselspiel mit der sozialen Umwelt.*

In diesem Sinne ist Entwicklung ein Gesamtprozess, der das ganze Individuum (als bio-psycho-soziale Einheit) betrifft. Dennoch ist es sinnvoll und notwendig, innerhalb dieses Gesamtprozesses einzelne Dimensionen zu betrachten, da es mit der zunehmenden Erforschung von Einzelaspekten klar wurde, dass verschiedene Teilbereiche des Entwicklungsvorganges auf unterschiedlichen Voraussetzungen aufbauen und unterschiedlichen Einflüssen unterliegen. Wir werden also verschiedene Entwicklungsbereiche (z. B. Bewegungsentwicklung, Wahrnehmungsentwicklung,

Sprachentwicklung ...) unterscheiden, die mit bestimmten biologischen Funktionssystemen im Zusammenhang stehen.

Um Entwicklungsprozesse zu beschreiben und zu beurteilen (Entwicklungsdiagnostik), müssen wir uns auf bestimmte Kriterien beziehen:

a) Relation zu einem Zeit-Bezugssystem:
    Voraussetzung für die Feststellung von Veränderung ist, dass wir über mindestens zwei Beobachtungszeitpunkte verfügen. Wenn wir uns auf einer Zeitskala von A nach B bewegen – ein Kind also heute und in drei Monaten wieder sehen – können wir eine Aussage treffen, ob sich in dieser Zeit etwas verändert hat und welcher Art diese Veränderung ist. Das ist der eigentliche Kernbereich von Entwicklungsbeobachtung – die Beschreibung von intraindividuellen Veränderungen.

b) Homogenität der Entwicklungsreihe
    Je mehr uns die Betrachtung des Entwicklungsprozesses ins Detail führt, desto kleiner werden die Einheiten der Beobachtung. Innerhalb eines Entwicklungsbereichs (z. B. Bewegungsentwicklung) gibt es verschiedene Teilbereiche, die wir als Entwicklungsketten (z. B. Lokomotorik, Statomotorik ...) bezeichnen können, die wiederum auf ein biologisches Subsystem bezogen sind. Homogenität der Entwicklungsreihe meint also, dass die Kettenglieder, aus denen wir eine Entwicklungsreihe aufbauen, ein und demselben Funktionsbereich angehören müssen, da die Entwicklung der einzelnen Bereiche nicht unbedingt synchron verläuft. Anders formuliert: Zu den verschiedenen Beobachtungszeitpunkten müssen Veränderungen innerhalb einer Entwicklungskette verglichen werden – eine lokomotorische Funktion mit der nächsten und nicht mit einer visuomotorischen Funktion.

c) Anwendung eines Wertmaßstabes

Entwicklung im Sinne der oben angeführten Definition ist ein Prozess, der in eine bestimmte Richtung führt und letztlich auf ein Ziel – das nicht unbedingt ein Endpunkt sein muss – zusteuert. Mit dieser Sichtweise ist eine Bewertung verbunden, die aussagt, dass eine Ausprägungsform einer Funktion wünschenswerter oder besser ist als eine andere – dass es für ein Individuum besser ist, wenn es zehn Schritte frei gehen kann als drei Schritte. Wir brauchen also einen Wertmaßstab, der implizit in jeder Entwicklungsbeurteilung enthalten ist. Diesen Maßstab offenzulegen entspricht wissenschaftlicher Korrektheit und kann auch als ethische Forderung verstanden werden. Unsere Definition leitet den Maßstab aus der Beziehung des Individuums zur Umwelt ab. Eine Veränderung innerhalb eines Funktionsbereichs ist dann als höhere Stufe zu verstehen, wenn sie die Flexibilität des Individuums in seinem Wechselspiel mit der Umwelt erhöht.

Die Praxis der Entwicklungsdiagnostik berücksichtigt diese Kriterien nur selten. Anstatt der Beschreibung intraindividueller Veränderungen wird oft eine ganz andere Frage gestellt: Ist das Kind im Vergleich zu anderen Kindern »normal« entwickelt. Hier geht es um den interindividuellen Vergleich unter Anwendung eines Konzepts der »Normalität«. Für die Beantwortung dieser Frage, die an anderen Zielen orientiert ist, werden Methoden der Statistik herangezogen, die aktuelle Kompetenzen eines Kindes mit einem populationsbezogenen »Durchschnittswert« vergleichen. Die Gründe für diese Vorgangsweise liegen meist außerhalb des eigentlichen Themenkreises von Diagnostik und Förderung und sind in den Strukturen pädagogischer Systeme (Kindergärten, Schulen etc.) zu finden: Kinder werden aus dem Mainstream der Pädagogik ausgesondert und in Spezialbereiche verwiesen. Für diese Vorgangsweise bedarf es auch keines expliziten Wertmaßstabes, da der Verweis auf den Durchschnittswert ausreicht, um

»Normalität« zu definieren. Auch die differenzierte Betrachtung einzelner Entwicklungsbereiche (Homogenität der Entwicklungsreihe), die für die Planung von Unterstützung und Förderung wichtig wäre, unterbleibt meist, da sie für die Weichenstellung in andere Systeme von geringer Bedeutung ist. Dies trifft auch auf weitverbreitete Verfahren wie die Bayley-Scale oder den Denver-Test zu. All diesen Verfahren ist anzumerken, dass sie aus dem »Tagebuch-Konzept« der frühen Entwicklungsforscher hervorgegangen sind, das Entwicklung anhand heterogener Glieder eines Gesamtprozesses beschreibt und mit anderen Kindern vergleicht.

Wenn wir die beiden unterschiedlichen Perspektiven von Entwicklungsdiagnostik einander idealtypisch gegenüberstellen, so ergibt sich folgendes Bild:

Traditionelle Diagnostik	Förderdiagnostik
Quantifizierende Verfahren	Qualitativ beobachtende Verfahren
Tagebuchkonzept	Entwicklungsreihen
interindividueller Vergleich	intraindividuelle Beurteilung
Bezug auf Durchschnittswert, normorientiert	Expliziter individueller Wertmaßstab, subjektorientiert
Defizitorientierung	Kompetenzorientierung
Frage: Was hast du gelernt?	Frage: Was wirst du lernen?
Ziel: Segregation	Ziel: Inklusion

Wenn wir unter Berücksichtigung dieser Gesichtspunkte feststellen, dass der Entwicklungsprozess langsamer oder anders verläuft, als es zu erwarten war, sind folgende zentrale Fragen zu beantworten (*differenzielle Diagnostik*):

- Handelt es sich um eine Verlangsamung des Entwicklungsprozesses oder ist der Prozess – zumindest derzeit – unterbrochen (aktueller Stillstand) oder sind Rückschritte zu beobachten?

- Sind mehrere bzw. alle Bereiche der Entwicklung betroffen (globale Entwicklungsstörung) oder nur einzelne Bereiche (umschriebene Entwicklungsstörung)?
- Ist die Abweichung auf aktuell wirksame Bedingungen zurückzuführen oder ist sie Ausdruck früherer Ereignisse (Residuum)?
- Welche (biologischen oder sozialen) Isolationsbedingungen stehen mit der Störung der Entwicklung im Zusammenhang?

Diese Fragen sind für die weiter zu unternehmenden Schritte von großer Bedeutung. Aus den Antworten auf diese Fragen ist abzuleiten, ob die folgenden Interventionen ihren Schwerpunkt im Bereich der biologischen, der psychischen oder der gesellschaftlichen Domäne haben, ob also medizinische Therapie im engeren Sinne als Akutbehandlung angezeigt ist oder längerfristige Rehabilitations- und Fördermaßnahmen. Wenn die Entwicklungsstörung beispielsweise im Kontext einer akut aufgetretenen Epilepsie zu sehen ist, dann wird die medikamentöse Behandlung dieser Erkrankung im Vordergrund stehen; wenn eine geburtsbedingte Schädigung von Teilen des Gehirns (Läsion) als wesentlicher Ursachenfaktor vorliegt oder ein Mangel an Entwicklungsanregung (Deprivation) – in beiden Fällen liegen die Ursachen in der Vergangenheit –, dann werden pädagogisch-therapeutisch orientierte Strategien, die sich über längere Zeit erstrecken, den Schwerpunkt darstellen.

Um diese Fragen adäquat beantworten zu können, ist das »Vulnerabilitätskonzept« ein nützliches Modell: Störung der Entwicklung wird nicht nach einem linearen Ursache-Wirkungs-Modell interpretiert, sondern als komplexer Prozess verstanden. Der Begriff »Vulnerabilität« beschreibt die individuelle Bereitschaft, unter Risikobedingungen einen negativen Entwicklungsverlauf zu nehmen. Die Kauai-Studie (WERNER 1989) hat auf der Grundlage einer Längsschnittstudie des Geburtsjahrganges 1955 auf der

Insel Kauai die wesentlichen Erkenntnisse darüber geliefert, wie schädigende und schützende Faktoren in der kindlichen Entwicklung zusammenwirken. Andere Längsschnittstudien haben diese Erkenntnisse bestätigt. Entwicklungsstörungen sind nicht als Folge *einer* Ursache zu verstehen; biologische Risken können durch günstige soziale Bedingungen kompensiert werden, und umgekehrt können ungünstige soziale Bedingungen ebenso schwere Folgewirkungen haben wie biologische Risken.

Diagnostik im Sinne dieses umfassenden Ansatzes ist weder mit der Beschreibung von biologischen Defiziten noch mit der Beschreibung der Abweichung von einer statistischen Durchschnittsnorm gleichzusetzen. Diagnostik muss ihren Ausgangspunkt nehmen von einer Analyse folgender Faktoren:

- Beschreibung isolierender Bedingungen (JANTZEN): dazu zählen Funktionsstörungen biologischer und neuropsychologischer Funktionsbereiche ebenso wie psychische Blockaden oder gravierende Störungen der sozialen Beziehungen (Isolation, Deprivation).
- Beschreibung aktueller Kompetenzen und protektiver Faktoren: verfügbare Resultate früherer Entwicklungsschritte und Ressourcen, die als stabile Elemente aus früheren Entwicklungsphasen Teil der aktuellen Lebensbedingungen sind.
- Beschreibung der Umfeldressourcen: Welche Personen und Beziehungen sind im engeren und weiteren sozialen Umfeld des Kindes vorhanden, die in der künftigen Entwicklung eine nützliche Rolle spielen könnten?

Auf dieser Zusammenschau baut die Förderdiagnostik auf, deren Zweck es ist, Veränderung im Sinne von Entwicklung anzustoßen. Veränderung muss in allen Domänen gedacht werden: Die Veränderung von biologischen Funktionen und Fertigkeiten, die Veränderung psychischer Kompetenzen und Eigenschaften und die Veränderung sozialer Beziehungen.

Die Aufgabe der Förderung, die sich an die Förderdiagnostik anschließt, besteht darin, das Lernfeld zu strukturieren. Wygotskis Konzept der »Zone der nächsten Entwicklung« beleuchtet die innere Struktur dieses Vorgangs. Es beruht auf einer Differenzierung von Entwicklungsstufen: jene Kompetenzen, über die das Kind bereits frei verfügen kann, gehören dem Niveau der aktuellen Entwicklung an. Für den Lernprozess relevant und nutzbar ist jedoch ein anderes Niveau: »Die Differenz zwischen dem Niveau, auf dem die Aufgabe unter Anleitung, unter Mithilfe der Erwachsenen gelöst werden, und dem Niveau, auf dem das Kind Aufgaben selbständig löst, macht die Zone der nächsten Entwicklung aus ... Was das Kind heute mithilfe Erwachsener vollbringt, wird es morgen selbständig tun können. Die Zone der nächsten Entwicklung kann uns also helfen, das Morgen des Kindes, die Dynamik seiner Entwicklung zu bestimmen, nicht nur das in der Entwicklung Erreichte, sondern auch das in der Reifung Begriffene zu berücksichtigen« (WYGOTSKI 1987). Die traditionelle Didaktik sieht die Aufgaben des Lehrenden darin, die Aufgaben in Teilschritte zu gliedern und für jeden Teilschritt die Lösungsschritte zu demonstrieren. Dem Konzept WYGOTSKIs folgend wird die Gesamtaufgabe von zwei Partnern (dem Lehrenden und dem Lernenden) gemeinsam gelöst; die Hilfen des Lehrenden sind auf die innere Struktur der Aufgabe (Hinführung zum Lösungsweg anstatt der Lösungsdemonstration) gerichtet.

3. Arbeitsgebiete und Arbeitsmethoden der Entwicklungsneurologie

Die medizinische Praxis der Entwicklungsneurologie ist überall dort anzutreffen, wo sich Eltern Sorgen über die Entwicklung ihres Kindes machen; ein zentraler Ort ist das Sprechzimmer des Kinderneurologen oder der Kinderärztin, deren Aufgabe es ist, diese Sorgen auf einer wissenschaftlichen Grundlage zu überprüfen, das heißt, den aktuellen Entwicklungsstand des Kindes festzustellen.

3.1. Klinische Entwicklungsdiagnostik – Verhaltensbeobachtung

Die zentrale Methode der entwicklungsneurologischen Diagnostik ist die Verhaltensbeobachtung. Wir beobachten das Kind in seinem Verhalten[5] im Umfeld unseres Untersuchungsraumes; wir beobachten seine Bewegungen, seine Reaktionen auf äußere Ereignisse, seine Kooperation und Kommunikation mit anderen Personen – all jene Funktionen, die Bausteine des Verhaltens darstellen. Diese unmittelbare Beobachtung nennen wir die *direkte Verhaltensbeobachtung*, die wir mit der *unstrukturierten Verhaltensbeobachtung* beginnen: innerhalb des Untersuchungsraumes und seiner Einrichtungs- und Spielgegenstände sowie in jenem Rahmen, der durch die anwesenden Personen (Arzt, Eltern, ev. Geschwister) gebildet wird, hat das Kind freie Gestaltungsmöglichkeiten seines Verhaltens. Struktur gewinnt das Geschehen –

---

5 »»Verhalten« steht hier für alle Aktivitäten und Reaktionen einer Person. Es umfasst z. B. Fortbewegung, manuelle Tätigkeiten, sprachliche und nichtsprachliche Kommunikation, Denken und Emotionen. Diese Aktivitäten sind untrennbar mit dem Kontext verknüpft.« (G. Goldenberg et al. 2002)

fast unmerklich – nur dadurch, dass der Diagnostiker weiß, was er beobachten will. Der Ablauf des Geschehens folgt keiner Regel. Anders bei der *strukturierten Verhaltensbeobachtung*, die einem gleichbleibenden, vom Untersucher vorgegebenen Ablauf folgt und durch vordefinierte Bedingungen (Regeln, Aufforderungen, Stimuli) gesteuert wird; sowohl standardisierte (psychologische oder pädagogische) Tests als auch die klassische neurologische Untersuchung (Reflexprüfung) entsprechen diesem Modell. In der Praxis entwicklungsneurologischer Diagnostik haben beide Verfahren – meist aufeinander folgend und oft auch ineinandergreifend – ihren Platz. Die direkte Verhaltensbeobachtung beginnt bei der vorwiegend beobachtungsorientierten säuglingsneurologischen Untersuchung. PRECHTLs Beurteilung der »General Movements« stellt für diese Altersphase einen bahnbrechenden Beitrag zur Untersuchungsmethodik dar. In späteren Altersphasen ist es eine relativ freie Spielsituation – sinnvollerweise in Gegenwart des begleitenden Elternteils –, die uns den geeigneten Beobachtungsrahmen liefert.

Manche Kompetenzen des Kindes können nur dann sinnvoll beurteilt werden, wenn sie einem definierten Ablauf folgen – die Reizintensität eines akustischen Reizes zur Prüfung der Hörfähigkeit bedarf beispielsweise ebenso einer gewissen Standardisierung wie die Auslösung eines Sehnenreflexes. Die meisten Kompetenzen aber können im Rahmen der unstrukturierten Verhaltensbeobachtung erfasst werden.

Einige Verhaltensbereiche entziehen sich der Möglichkeit der direkten Beobachtung durch den Arzt: das Schlafverhalten, die Interaktion mit Gleichaltrigen, meist auch das Essverhalten etc. Die Auskünfte darüber erhalten wir aus den Darstellungen der Begleitpersonen (meist ein Elternteil). Wir bezeichnen das als *indirekte Verhaltensbeobachtung*.

Jedes der genannten Verfahren liefert seinen spezifischen Beitrag zur Diagnostik und hat auch seine spezifischen Probleme. Die Anwendung der strukturierten Beobachtung birgt die Gefahr, den

Tab. 1 Angaben zum Geburtsverlauf (BERGER 1980)

	DISKREPANZ zw. GEB.-PROTOKOLL /ANAMNESE 6. WO	DISKREPANZ zw. GEB.-PROTOKOLL /ANAMNESE 12. MO	DISKREPANZ zw. den ANAMNESEN
IRRTUMS-HÄUFIGKEIT 10–20%	Nabelschnurkomplikationen Geb.terminabweichungen Asphyxie	Geb.terminabweichungen Nabelschnurkomplikationen Ikterus post partum Fruchtwasser missfärbig Asphyxie	Geb.terminabweichungen
IRRTUMS-HÄUFIGKEIT 5–10%	Fruchtwasser missfärbig Ikterus post partum		Ikterus post partum Asphyxie Nabelschnurkomplikationen Fruchtwasser missfärbig
IRRTUMS-HÄUFIGKEIT < 5 %	Hilfsmaßnahmen Lageanomalie	Hilfsmaßnahmen Lageanomalie	Hilfsmaßnahmen Lageanomalie

Widerstand des Kindes zu wecken und dadurch die Untersuchung zu stören oder gar unmöglich zu machen. Gerade in der Altersspanne zwischen sechs Monaten und dem 3. bis 4. Lebensjahr ist das ein beträchtliches Problem. Die unstrukturierte Beobachtung erfordert vom Untersucher ein großes Maß an Erfahrung, das die flexible Handhabung des Untersuchungsablaufes ermöglicht, und birgt die Gefahr des Vergessens oder Übersehens eines Untersuchungsbereichs oder auch die allzu willkürliche Gewichtung der Beobachtungen. Die indirekte Beobachtung liefert Informationen, die nicht als 1:1- Abbild der Wirklichkeit zu werten sind, sondern Bilder, die durch die subjektive Perspektive der Informanten gebrochen – deshalb aber nicht »falsch« – sind. Wir müssen dieses subjektive Element bei der Bewertung der Information in Rechnung stellen, können und wollen aber auf diese Information nicht verzichten. Um die Verlässlichkeit derartiger Angaben besser abschätzen zu können, haben wir in einer Studie[6] bei der Erhebung der Anamnese über den Geburtsverlauf einen mehrfachen Vergleich (Geburtsprotokoll – sechs Wochen nach der Geburt – Ende 1. Lebensjahr – und Vergleich der beiden Befragungstermine) vorgenommen und festgestellt, dass wir Abweichungen zwischen 10 % und 20 % zu erwarten haben (s. Tabelle 1). Das heißt, dass sich viele Mütter nicht korrekt an die relevanten Fakten des Geburtsverlaufs erinnern und die Angaben auch zwischen verschiedenen Befragungszeitpunkten schwanken. Vermutlich sind die Gründe für diese Abweichungen und Schwankungen vielschichtig.

3.1.1. Entwicklungsneurologische Untersuchung

Die entwicklungsneurologische Untersuchung ist dem Bereich der direkten Verhaltensbeobachtung zugeordnet. Sie kann zum

---

6   BERGER E. (1980)

überwiegenden Teil als unstrukturierte und zum kleineren Teil als strukturierte Beobachtung durchgeführt werden. Sie soll sich an folgenden Prämissen orientieren:

- Gegenstand der Untersuchung sind die Funktionen biologischer Systeme, die in der Tätigkeit des Individuums realisiert werden.

- Biologische Systeme stellen keine Konstante des Entwicklungsprozesses dar, sondern bestimmen einen Möglichkeitsraum. (Die Belege für diese Feststellung werden in späteren Abschnitten dargestellt.) Aussagen über die Funktionsfähigkeit eines solchen Systems können daher keine Ja/Nein-Aussagen sein. Ihre Funktionsweise ist in hohem Maße von der Gesamtstruktur der Tätigkeit abhängig, in die frühere Erfahrungen und dabei entstandene Emotionen einfließen.

- Das Kind tritt durch seine aktive Tätigkeit – Manipulation von Gegenständen, kommunikativer Austausch oder auch nur die »Benützung« der Sinnesorgane – mit seiner Umwelt in Beziehung. Dabei bedient es sich der biologischen Funktionssysteme, die seine Tätigkeit realisieren.

- Wir haben also biologische Funktionen in einem Rahmen zu untersuchen, der durch die aktive Beziehung des Individuums zu seiner Umwelt bestimmt wird.

- Das Kind ist somit nicht Objekt des Untersuchungsvorganges, sondern es nimmt als Subjekt an diesem Prozess teil, der als dialogische Interaktion zu gestalten ist.

Folgende Beispiele sollen diese Aussagen verdeutlichen: Die Krabbelfähigkeit eines Säuglings ist keine fixe Größe; sie ist davon abhängig, welche Gegenstände oder Personen das Kind wahrnimmt und was es durch die Fortbewegung erreichen kann, ob die Objekte seiner Umwelt zum Motiv seiner Tätigkeit werden können. Die Mutter oder ein Teddybär können erstrebenswerte Objekte sein, die imstande sind, das Kind zum Krabbeln zu bringen; der

Arzt oder fremde Spielsachen stellen kein derartiges Motiv dar. Der bekannte Ton einer Lieblingsrassel kann eine Aufmerksamkeitsreaktion des Kindes auslösen, die durch die Standardglocke aus dem Untersuchungsset des Arztes nicht hervorgerufen werden konnte (erst ab dem 6. Lebensmonat wird die Stimulusqualität relativ bedeutungslos).

Halten wir also fest: Aufmerksamkeit ist ein zentrales Element, das bei der Prüfung biologischer Funktionssysteme als intervenierende Variable in Rechnung gestellt werden muss. Damit kommen Motive, Emotionen – kurz das Subjekt – ins Spiel.

Auch das von PRECHTL (1980) entwickelte Konzept der Verhaltenszustände/*behavioural states* betont die Abhängigkeit der Ergebnisse einer entwicklungsneurologischen Untersuchung (Prüfung von Reflexen, Reaktionen auf Sinnesreize etc.) von subjektiven Bedingungen aufseiten des Kindes. Die Verhaltenszustände (Perioden stabiler Verhaltensmuster, die anhand der Kriterien von Motilität, Atmung, Augenbewegungen definiert werden) erklären »die scheinbare Inkonsistenz kindlichen Reagierens« (PRECHTL). Ungünstige Verläufe der Verhaltenszustände während der entwicklungsneurologischen Untersuchung (das Auftreten von Erregungszuständen oder Schlafperioden bzw. ein rascher Wechsel der Verhaltenszustände) beeinflussen das Untersuchungsergebnis insbesondere in der Neonatalperiode (bis zur 6. Lebenswoche) negativ.[7]

Aus den eben genannten Gründen der Variabilität der Untersuchungsergebnisse in Abhängigkeit vom Verhalten des Kindes ist abzuleiten, dass die Reihenfolge der einzelnen Untersuchungsschritte so zu gestalten ist, dass jeweils optimale Bedingungen für jedes Item gegeben sind. Die Einhaltung einer starren Reihenfolge eines Untersuchungsablaufes würde dem widersprechen.

---

7   BERGER E. (1982)

Auch wenn die Funktion des Zentralnervensystems als Einheit zu denken ist, führt kein Weg daran vorbei, die Beobachtung und Prüfung dieser Funktion in operationalisierte Einzelschritte zu gliedern und anhand einzelner Items zu beurteilen. Die Auswahl dieser Items, die zu einem Untersuchungsgang zusammengefügt werden, müssen altersspezifisch gestaltet sein. So wird die Funktion der Fortbewegung im Raum (Lokomotion) im 6. Monat nach anderen Kriterien zu beurteilen sein als im 12. Monat. Dabei ist zu beachten, dass das früher formulierte Prinzip der Homogenität der Entwicklungsreihe eingehalten wird, dass also die Items im 6. und im 12. Monat derselben Funktionsdimension (Lokomotorik) zugehören. Solche Untersuchungsverfahren wurden seit den 1960er-Jahren entwickelt.[8] Besonders zu erwähnen ist die modernste Methode der säuglingsneurologischen Untersuchung, die Beurteilung der General Movements (PRECHTL et al. 1997). Die qualitative Beurteilung der Bewegungen des Säuglings, die ausschließlich durch Beobachtung und nachfolgende Kategorisierung erfolgt, ist die Grundlage für die Beurteilung der Integrität der Funktion des Zentralnervensystems. In vielen Studien wurde mittlerweile die Aussagekraft dieser Methode, die auch bei intrauterinen Ultraschalluntersuchungen angewandt werden kann, bewiesen.

Ein weiterer, bereits früher formulierter Grundsatz ist an dieser Stelle zu wiederholen: Eine entwicklungsneurologische Untersuchung, die nur zu einem einzigen Untersuchungszeitpunkt durchgeführt wird, ist bestenfalls als Screening geeignet. Um als entwicklungsdiagnostisches Verfahren Gültigkeit zu erlangen, muss die Untersuchung zu mehreren Zeitpunkten durchgeführt werden, um eine Längsschnittperspektive zu gewinnen. Die methodische Grundlage dieser Forderung (abgesehen vom erkenntnistheoretischen Konzept, das im Abschnitt 2 formuliert wurde) ist aus der Erkenntnis abzuleiten, dass neurologische Funktionen

---

8   PRECHTL, BEINTEMA 1964; TOUWEN, PRECHTL 1970; BERGER 1982

in der Entwicklung variieren. Diese Variabilität ist geradezu als Merkmal des gesunden Nervensystems zu sehen. »Variability is the ability to vary.«[9] In diesem Sinne kann eine einmalige Untersuchung keinen repräsentativen Befund erbringen.

3.2. Apparative Hilfsmethoden

Wenn die klinische Untersuchung (verschiedene Formen der Verhaltensbeobachtung einschließlich der Testverfahren) keinen ausreichenden Aufschluss über die vorliegende Entwicklungsstörung gibt, können ergänzende Untersuchungsverfahren zum Einsatz kommen, die sich auf verschiedene technische Methoden stützen. All diesen Verfahren ist gemeinsam, dass sie in zweiter Linie, eben als »Hilfsmethoden« herangezogen werden.

Der Ultraschallfilm macht die Darstellung kindlicher Bewegungen während der Schwangerschaft möglich und PRECHTL hat dieses Verfahren für die Beurteilung der funktionellen Integrität des kindlichen Nervensystems nutzbar gemacht. Gleichzeitig konnte er auf diese Weise feststellen, dass das vorgeburtliche Bewegungsrepertoire weitgehend den Kompetenzen der ersten nachgeburtlichen Wochen entspricht. Der Ultraschall, der ja in der Schwangerschaftsbegleitung routinemäßig zur Anwendung kommt, stellt eine risikolose Technologie dar.

Die Polygrafie dient der gleichzeitigen Aufzeichnung verschiedener physiologischer Funktionen – Herzfrequenz, Atmung, Hirnströme, Augenbewegungen etc. Die Struktur des Biorhythmus von Säuglingen (Schlaf-Wach-Zyklen, Stabilität von Verhaltenszuständen) kann auf diese Weise sichtbar gemacht werden. Auch diese Methode ist risikolos und wenig belastend.

---

9   TOUWEN (1976)

Die Elektroencephalographie (EEG), die (ebenfalls risikolose) Aufzeichnung der elektrischen Eigenaktivität des Gehirns, dient in erster Linie der Diagnostik der Epilepsie, kann aber gewisse Aufschlüsse über Reifungsprozesse des kindlichen Gehirns geben. Mit speziellen apparativen Ergänzungen kann die Aufzeichnung der Hirnaktivität verfeinert und zu äußeren Ereignissen in Bezug gesetzt werden. Durch externe Sinnesreize (Töne, optische Muster ...) können sinnesspezifische Aktivitäten des Gehirns ausgelöst werden – sogenannte evozierte Potenziale oder *event related potentials* (ERPs), die Auskunft über die Funktionsfähigkeit der jeweiligen Sinnesbahnen (vom Sinnesorgan bis ins Gehirn) geben.

Die bildgebenden Verfahren (Neuroimaging) haben in den letzten 20 Jahren eine Revolutionierung in der Untersuchung des Gehirns eingeleitet. Beginnend mit der Computertomographie (CT), die Röntgenstrahlen verwendet und die Auswertung des Bildes durch den Einsatz des Computers verfeinert, wurde es möglich, die Struktur des Gehirns – nach einzelnen Schichten gegliedert – ohne Eingriffe in den Organismus darzustellen. Auch heute noch kommt dieses Verfahren zur Anwendung, um Veränderungen der Hirnstruktur (Missbildungen, Gewebszerstörungen ...) sichtbar zu machen. Die Belastung beschränkt sich auf die jeweilige Dosis der angewandten Röntgenstrahlen. Die Magnetresonanztomographie (MRT) macht unter Anwendung von Magnetfeldern (damit auch Verzicht auf Röntgenstrahlen) eine noch differenziertere Abbildung der Strukturen des zentralen Nervensystems und mittlerweile – in Form der funktionellen Magnetresonanztomographie (f-MRT) auch der Tätigkeit des Gehirns möglich. Die Technik der f-MRT macht (als Forschungsmethode) auch die Antwort auf die viele Jahrzehnte ungelöste Frage möglich, welche Teile des Gehirns an einer bestimmten Funktion (Bewegungsvorgang, Sprechen etc.) beteiligt sind. Die MRT ist mittlerweile auch in der Anwendung bei Säuglingen und Kleinkindern zu einem Routineverfahren geworden, das allerdings eine kurze Narkose erfordert.

Die f-MRT befindet sich derzeit auf dem Weg von der Forschungsmethode in die klinische Praxis.

Verfahren, die sich auf die Anwendung ionisierender Strahlen
stützen (Positronen-Emmissions-Tomographie oder PET, Single-
Photon-Emmissions-Computer-Tomographie oder SPECT) sind
neurologische Untersuchungstechniken, die in der Entwicklungsneurologie keine wesentliche Rolle spielen.

3.3. Entwicklungsneurologische Forschung

Als wissenschaftliche Disziplin hat die Entwicklungsneurologie
durch ihre Forschung die Frage nach den Gesetzmäßigkeiten der
Entwicklung des kindlichen Nervensystems zu beantworten, wobei die Frage nach dem Zusammenhang zwischen verschiedenen
Einflussfaktoren und dem Entwicklungsprozess zentralen Stellenwert hat. Zu den klassischen Themen gehören folgende Fragen:

- Welche Anteile kindlicher Entwicklung können durch Umweltbedingungen beeinflusst werden und welche Anteile
  folgen unbeeinflussbar einem fixen biologischen Plan? Kurz
  gesagt: »Angeboren oder erworben?« – »Nature or nur-
  ture?« Schon hier ist kritisch anzumerken, dass der Begriff
  »angeboren« meist ignoriert, dass das Kind zum Zeitpunkt
  der Geburt bereits einen 9-monatigen Entwicklungszeit-
  raum hinter sich hat, in dem die Umwelt eine wichtige Rolle
  spielt. Eigentlich meint dieser Begriff ja den in den Genen
  fixierten und vorgegebenen Anteil der Entwicklung.
- Auf welche Weise kann die kindliche Entwicklung gefördert
  werden und welche (therapeutischen) Verfahren können
  vorhandene Schäden und Defizite ausgleichen?
- Welcher Zusammenhang besteht zwischen einer strukturellen Veränderung des Nervensystems und den Funktionen (Struktur-Funktions-Relation)?

Ein Überblick über entwicklungsneurologische Forschungs-methoden muss mit einem kurzen Rückblick auf historische Entwicklungen eingeleitet werden. Die historischen Verfahren der Größe- und Strukturbestimmung des Gehirns (makro- und mikroskopisch) verstorbener Säuglinge und Kinder hat bis in die 1970er-Jahre wissenschaftliche Bedeutung gehabt. Sie wurde in der Zeit der nationalsozialistischen Herrschaft systematisch miss-braucht: Kinder mit Entwicklungsstörungen und Behinderungen wurden getötet, um ihre Gehirne zu untersuchen und Präparate-sammlungen anzulegen, die in Deutschland und Österreich noch bis zur Jahrtausendwende Teil renommierter wissenschaftlicher Institutionen waren und als Grundlage für Publikationen verwen-det wurden.[10]

Die aktuellen Forschungsmethoden der Entwicklungsneurolo-gie liegen im Bereich jener Verfahren, die wir bereits im vorigen Abschnitt dargestellt haben. Die langfristige Beobachtung der Entwicklung von Kindern (neurologische und psychologische Tests, Beobachtung von Interaktion, Kommunikation und kog-nitiver Entwicklung ...) unter Dokumentation zahlreicher Bedin-gungsfaktoren im Rahmen prospektiver Längsschnittstudien sind das aussagekräftigste Forschungsdesign. Für die frühe Entwick-lungsphase hat die Beachtung der Kontinuität der Entwicklung von der intrauterinen Periode bis in die ersten nachgeburtlichen Lebensmonate zentrale Bedeutung gewonnen. Die Geburt wird nicht mehr als jene Zäsur betrachtet, als die sie noch vor drei bis vier Jahrzehnten gegolten hat. Unter anderem haben jene Unter-suchungsverfahren, die eine Beobachtung des Kindes im Mutter-leib ermöglichen, diesen Paradigmenwandel möglich gemacht. Studien zur Bewegungsentwicklung können durch Anwendung komplexer computergesteuerter Technologien immer differen-zierter durchgeführt werden. All das – einschließlich der Koopera-tion mit Nachbarwissenschaften und Nutzung der Ergebnisse der

---

10   Siehe BERGER (2007)

Grundlagenforschung in verschiedenen biowissenschaftlichen Disziplinen – hat zu einigen zentralen Erkenntnissen geführt, die heute als grundlegender Wissensschatz der Entwicklungsneurologie zu werten sind. Einige davon sollen hier angeführt werden:

Selbstorganisation:
Die (ontogenetische) Entwicklung des menschlichen Zentralnervensystems erfolgt nach dem Prinzip der *Selbstorganisation*. Auf der Grundlage des biologischen Erbes (der genetischen Information) verfügt die Nervenzelle über die Fähigkeit, durch die Ausbildung von Zellfortsätzen mit anderen Zellen in Verbindung zu treten und funktionelle Netzwerke zu gestalten. Die konkrete strukturelle Ausgestaltung dieser Netzwerke erfolgt durch die Inbetriebnahme des jeweiligen Subsystems, dem die Zellkomplexe angehören. Die Speicherkapazität des Genoms würde gar nicht ausreichen, um die große Zahl synaptischer Verbindungen im Voraus zu determinieren. Die funktionelle Architektur des ZNS ist somit ein Produkt seiner eigenen Tätigkeit. Die wesentlichen Forschungsbeiträge dazu stammen aus der Deprivationsforschung. Die Forschungsergebnisse der Neurobiologie[11] belegen, dass die Hirnrinde generell über die Fähigkeit der dynamischen Repräsentation und damit der funktionsabhängigen Veränderung von Projektionsfeldern verfügt.

Risikoforschung:
Prospektive Langzeitstudien haben die Sichtweise über die Entwicklung von »Risikokindern« grundlegend verändert. Die Entwicklung von Kindern, die Belastungen nach komplikationsreichen Verläufen von Schwangerschaft und / oder Geburt ins Leben mitbringen, wird nicht ausschließlich durch dieses biologische Risiko bestimmt. Die sozialen Bedingungen ihres späteren Lebens

---

11   von SEELEN et al. (1988)

spielen für die Kompensation oder die Potenzierung der Entwicklungsrisiken eine entscheidende Rolle.[12] In weiterer Verallgemeinerung führte diese Erkenntnis zur Formulierung des bereits früher beschriebenen »Vulnerabilitätskonzepts«.

Kompensationsmöglichkeit, Rehabilitation:
Die Forschungen zur neurologischen Rehabilitation[13] weisen in eine analoge Richtung und zeigen, dass nach (in der Kindheit) erworbenen Hirnschädigungen Kompensationen des ursprünglichen Funktionsdefizits – in gewissem Rahmen – durch systematische rehabilitative Therapiekonzepte erreicht werden können, wenn diese im Rahmen eines bio-psycho-sozialen Konzepts (also unter Berücksichtigung der Lebensbedingungen, der subjektiven Motive des Kindes und der möglichen Perspektiven seines Lebens) zur Anwendung kommen.

Vor- und nachgeburtliche Kontinuität:
Die Geburt ist nicht der Beginn des Lebens, sie stellt nur eine relative Zäsur dar. Die kindliche Entwicklung beginnt mit der intrauterinen Lebensperiode, in der sich die Funktionen von Bewegung und Wahrnehmung bereits in beginnender Interaktion mit der (spezifischen vorgeburtlichen) Umwelt entwickeln. Der Einfluss der vorgeburtlichen Umwelt wird besonders anhand von Zwillingsstudien[14] deutlich, die zum Ergebnis kommen, dass kein Zwilling als identische Kopie seines Ko-Zwillings ins nachgeburtliche Leben eintritt. Das Kind kommt mit funktionsfähigen Sinnessystemen und einem vorgeburtlich erworbenen Bewegungsrepertoire zur Welt. Es nützt diese Kompetenzen von Anfang an als aktiver Partner in der Interaktion mit den Menschen seiner Umwelt.[15]

---

12   MEYER-PROBST, TEICHMANN (1984); ELSTNER et al. (2006)
13   BERGER et al. (1997)
14   PIONTELLI (2002)
15   PRECHTL (1984)

Struktur-Funktions-Relativität

Strukturdefekte des ZNS lassen keine eindeutigen Rückschlüsse auf Funktionsdefizite zu. Zwischen den drei Polen Gehirnstruktur – Gehirnfunktion – Tätigkeit des Menschen besteht keine einfache 1 : 1-Beziehung. Beispiele belegen diese Aussage in beiden Richtungen: Wir kennen Beispiele von umfangreichen – im Entwicklungsalter erworbenen – morphologischen Defekten in der Struktur des Gehirns, die relativ geringen funktionellen Beeinträchtigungen gegenüberstehen.[16] Ebenso wissen wir, dass deutliche Störungen der (kognitiven) Entwicklung – wie beispielsweise bei der Trisomie-21 oder beim Autismus – keine eindeutig definierbaren Korrelate in der Gehirnstruktur oder Gehirnfunktion aufweisen.

---

16 LEBEER, RIJKE (2003)

4. Entwicklung und Struktur des Nervensystems

Das Nervensystem ist eine funktionelle Einheit, die im gesamten Organismus weit verzweigt ist. Das Nervengewebe, das dieses System aufbaut, zeichnet sich gegenüber anderen Gewebstypen des Organismus durch seine hohe Vernetzung aus, die weit auseinander liegende Elemente zu einer funktionellen Einheit zusammenfasst. Um dieses komplexe System darstellen und begreifen zu können, ist es notwendig, künstliche Gliederungen vorzunehmen, die aber so in der Natur nicht vorhanden sind.

- Strukturelle Gliederung: Wir unterscheiden das zentrale Nervensystem (ZNS), das durch den Gehalt an Nervenzellen (Zellkörpern) gekennzeichnet ist vom peripheren Nervensystem, das aus Nervenfasern (Zellfortsätzen) aufgebaut ist. Zum Zentralnervensystem gehören Gehirn und Rückenmark.

- Funktionelle Gliederung: Nach anderen Gesichtspunkten unterscheiden wir das sensomotorische Nervensystem, das auch als willkürliches bezeichnet wird, vom autonomen Nervensystem, das der Steuerung unwillkürlicher (lebenserhaltender) Funktionen (Herzschlag, Atmung ...) dient. Das autonome Nervensystem verfügt auch in seinen peripheren Bereichen (Darmwand, Augenhöhle ...) über Ansammlungen von Nervenzellen (Ganglien).

- ZNS – Funktionseinheiten nach LURIJA:
  - Einheit zur Steuerung des Tonus (Aktivitätsgrad der Hirnrinde), der Wachheit und der psychischen Zustände: Die erste Funktionseinheit ist gleichsam die Basiseinheit; sie reguliert das Funktionsniveau des Cortex und damit den allgemeinen Wachheitszustand, den Muskeltonus als Grundlage von Aktivität und die Orientierungsreaktion als Grundlage von Wahrnehmungsprozessen. Auf ihrer

Funktionstüchtigkeit baut die Tätigkeit der anderen Einheiten auf. Die Formatio reticularis (ein Netzwerk von Nervenzellen und Nervenbahnen im Bereich des Hirnstamms) ist in auf- und absteigender Richtung mit der Hirnrinde verbunden. Sie reguliert das Aktivitätsniveau des Großhirns und wird selbst von dort aus moduliert. Dieses Funktionssystem wird durch Stoffwechselprozesse und von außen oder aus dem Körperinneren eintreffende Reize ebenso beeinflusst wie durch psychische Prozesse (Absichten, Pläne, Motive, Sprache), deren Voraussetzung sie auch wiederum ist. Diese »erste Funktionseinheit« ist im Hirnstamm, dem Zwischenhirn und den medialen Teilen der Großhirnrinde lokalisiert.

o Einheit zur Aufnahme, Verarbeitung und Speicherung von Information: Diese »zweite Funktionseinheit« ist über die Orientierungsreaktion mit der ersten unmittelbar verknüpft. Das Auftreten der Orientierungsreaktion ist der basale Parameter der Funktionstüchtigkeit eines perzeptiven Analysators. Die zweite Funktionseinheit umfasst die Konvexität der hinteren Teile der Großhirnhälften und ist für die corticalen Anteile der sensorischen Prozesse (Wahrnehmungsvorgänge) zuständig. Es ist wichtig, festzuhalten, dass Verarbeitung und Speicherung des sensorischen Inputs ebenso Teil des Gesamtprozesses sind wie die Aufnahme der Information, wobei sich die einzelnen genannten Teilfunktionen auf unterschiedliche Zonen der Hirnrinde verteilen.

o Einheit für Programmierung, Steuerung und Kontrolle von Tätigkeiten: Diese »dritte Funktionseinheit« umfasst den Gesamtbereich der Tätigkeiten, die in Abhängigkeit von äußeren Bedingungen (afferente Informationen) und psychischen Zuständen (Motive, Emotionen) geplant und programmiert werden. Die Auslösung und Steuerung von Tätigkeiten (durch einfache Sinnesreize bzw. kommunikative Zeichen), den Ausführungsmodus der Tätigkeiten, den Inhalt der Tätigkeit einschließlich kommunikativer Tätigkeiten. Ihre Lokalisation umfasst die konvexen Teile des Stirnhirns.

Diese drei Funktionseinheiten wiederum arbeiten gemeinsam. »Jede Form bewußter Tätigkeit ist jeweils ein komplexes funktionelles Ganzes, das sich durch die Zusammenarbeit der drei Einheiten des Gehirns verwirklicht« (LURIJA).

4.1. Die makroskopische Perspektive

Der Begriff »makroskopisch« bedeutet, dass wir die Betrachtung mit freiem Auge (oder lediglich unter Zuhilfenahme einer Lupe) vornehmen.

In der Embryonalphase stellt der menschliche Keimling anfangs ein walzenförmiges Gebilde von wenigen Millimetern Länge dar (in diesem Zeitabschnitt kann auf die Verwendung eines Mikroskops nicht verzichtet werden). Dieses Gebilde besteht aus drei Keimblättern:
- Ektoderm (äußeres Keimblatt) – strukturelle Basis für äußere Körperoberfläche und Nervensystem
- Mesoderm (mittleres Keimblatt) – strukturelle Basis für Muskulatur, Bindegewebe, Kreislauforgane
- Entoderm (inneres Keimblatt) – strukturelle Basis für innere Körperoberfläche und Verdauungsdrüsen.

Das Ektoderm bildet die Neuralplatte – die erste Anlage des Nervensystems; diese entwickelt sich zur Neuralrinne, welche sich wiederum zum Neuralrohr schließt (= Anlage des ZNS). Am Kopfende verbreitert sich das Neuralrohr – es entsteht das Hirnbläschen, das durch eine weitere Differenzierung zu mehreren Bläschen die Anlagen von verschiedenen Hirnteilen darstellt. Durch unterschiedliche Wachstumsgeschwindigkeit der einzelnen Hirnteile kommt es zu Faltungen, die die Gestalt der Hirnanlage grundlegend verändern. In den frühen Entwicklungsabschnitten können alle verschiedenen Hirnteile differenziert werden:

Abb. 1 (a–c): embryonale Entwicklung des ZNS
(aus: Nolte J. »The Human Brain«, Mosby 2002)

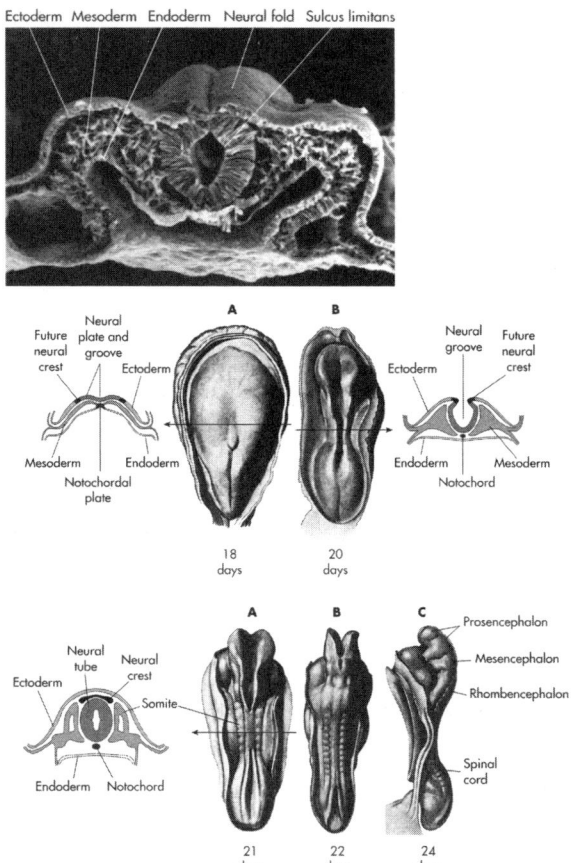

- **Endhirn** / Telencephalon (Großhirnanlage) – paarig!
- **Zwischenhirn** / Diencephalon
- **Mittelhirn** / Mesencephalon
- **Hinterhirn** / Metencephalon (Kleinhirnanlage)
- **Nachhirn** / Myelencephalon (verlängertes Rückenmark)

Durch das rasche Wachstum der Anlage des Großhirns überdeckt dieses bald die anderen Hirnteile, die dann von außen nicht mehr sichtbar sind.

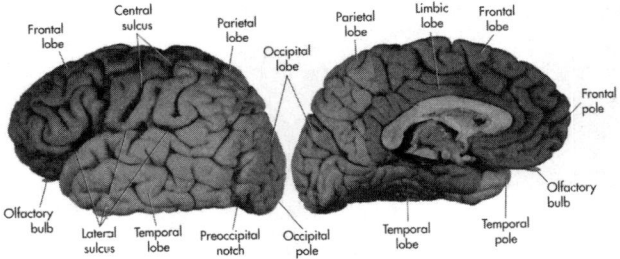

Abb. 2: Darstellung der Lappen (Lobes) des Großhirns; links: Ansicht von lateral (Konvexität d. Großhirns); rechts: mediale Fläche d. Großhirns (aus: Nolte J. »The Human Brain«, Mosby 2002)

An der medialen Fläche sieht man die Innenseite der rechten Großhirnhälfte sowie einen Längsschnitt durch die tieferen Hirnstrukturen:

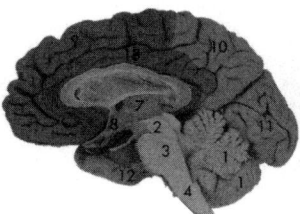

Abb. 3: Hirnteile, mediale Fläche (aus: Nolte J. »The Human Brain«, Mosby 2002): Kleinhirn (1), Mittelhirn (2), Bücke (3), Medulla oblongata (4), Thalamus (7), Hypothalamus (8), Frontallappen (9), Parietallappen (10), Occipitallappen (11), Temporallappen (12), Gyrus cinguli (13)

Im Laufe dieser Entwicklung des Neuralrohres zum Zentralnervensystem (Gehirn + Rückenmark) bleibt der Hohlraum des ursprünglichen Rohres erhalten, verändert aber seinen Rauminhalt (wird enger) und seine Gestalt und wird zum Ventrikelsystem des Gehirns und zum Zentralkanal des Rückenmarks. Auf diese Weise behält jeder Hirnteil seinen Anteil des zusammenhängenden Hohlraumsystems.

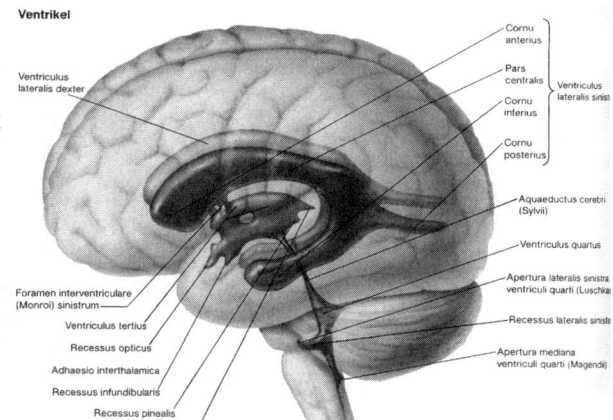

Abb. 4: Ventrikelsystem (aus: Netter, Krämer »Farbatlanten der Medizin, Bd. 5, Nervensystem I«, Thieme 1987)

Das Großhirn (Cerebrum) besteht aus einer rechten und einer linken Hälfte/Hemisphäre, die wiederum in Gehirnlappen (s. Abb. 2 und 3) gegliedert sind: Stirnlappen (Lobus frontalis), Scheitellappen (Lobus parietalis), Hinterhauptslappen (Lobus occipitalis), Schläfenlappen (Lobus temporalis).

Die Oberfläche des Großhirns ist gegliedert: Furchen (Sulci) liegen zwischen Windungen (Gyri). Ein Schnitt durch das Großhirn zeigt einen dreischichtigen Aufbau: die außen liegende graue Substanz = Hirnrinde (Cortex cerebri) besteht aus Nervenzellen;

darunter liegt die weiße Substanz, die aus Nervenfasern (auf- u. absteigende Nervenbahnen) besteht; unter dieser, in der Tiefe des Gehirns, folgt wieder graue Substanz (aus Nervenzellen aufgebaute subcorticale Ganglien-Massen). Das **Kleinhirn** (Cerebellum) liegt unter den Hinterhauptslappen (s. Abb. 3) und ist ebenfalls aus drei Schichten (grau – weiß – grau) aufgebaut.

Den Übergang vom Gehirn zum Rückenmark bildet das **Verlängerte Mark** (Medulla oblongata); sie enthält Nervenzentren für lebenswichtige Funktionen, z. B. das Atemzentrum, sowie eine Reihe von Hirnnervenkernen. Der Übertritt des ZNS aus dem Schädel in das Rückgrat erfolgt durch ein Loch in der Schädelbasis (Foramen occipitale magnum). Bei schneller Drucksteigerung innerhalb der Schädelkapsel kann die Medulla oblongata in diese kleine Öffnung gepresst werden, dies kann zu Atemstillstand führen.

Die Oberfläche des Gehirns und des Rückenmarks ist mit **Hirnhäuten** (Meningen) bedeckt – von innen nach außen folgen einander: Pia (mater), Arachnoidea (= Spinnwebhaut), Dura (mater); die derbe Dura ist auch die innere Beinhaut des Schädelknochens. Zwischen den Hirnhäuten liegen Hohlräume: der äußere, der Subduralraum (zwischen Dura mater und Arachnoidea), und der innere, der Subarachnoidealraum (der vom Netzwerk der Arachnoidea durchzogen ist).

Gehirn und Rückenmark werden innen (Ventrikelsystem, Zentralkanal) und außen (Subarachnoidealraum) vom **Liquor cerebrospinalis** umspült. Er wird im Ventrikelsystem, im Plexus chorioideus (Venengeflecht im Seitenventrikel), aus Blutplasma (dem er auch in der Zusammensetzung ähnlich ist) produziert, durchfließt die übrigen Teile des Ventrikelsystems und tritt im Bereich des IV. Ventrikels in den Subarachnoidealraum aus, gelangt dann in Ausbuchtungen der Dura mater und wird dort in das Blutgefäßsystem rückgeführt. Der Liquor erfüllt eine mechanische Schutzfunktion (Polsterung des ZNS gegen Gewalteinwirkungen), eine Stoffwechselfunktion und ein immunologische Funktion (aufgrund seiner engen Beziehung zum Nervengewebe ist er am Transport von Stoffwechselprodukten und Antikörpern vom und zum ZNS beteiligt). Aufgrund der beiden letztgenannten Funktionen kommt dem Liquor Bedeutung in der Diagnose neurologischer Erkrankungen zu; um die Zusammensetzung des Liquors untersuchen zu können, wird er durch Punktion (meist Lumbalpunktion; Einstich im Lendenbereich zwischen den Wirbeln in den Subarachnoidealraum; gefahrlos, da unterhalb des Rückenmarks) gewonnen. Aus der Zusammensetzung des Liquors können Rückschlüsse auf Stoffwechselveränderungen des Gehirns, Entzündungen der Hirnhäute und des Gehirns sowie auf Blutungen gezogen werden.

Das **Rückenmark** (Medulla spinalis) (Abb. 5) liegt im Wirbelkanal (innerhalb der Wirbelsäule) und reicht von der Hinterhauptsregion bis in den Lendenbereich (unterhalb der 12. Rippe gibt es kein Rückenmark, aber Rückenmarkshäute – vgl. Lumbalpunktion!). Das Rückenmark hat einen zweischichtigen Aufbau (die äußere Schichte grauer Substanz fehlt): außen liegt weiße Substanz = auf- und absteigende Nervenbahnen (Zellfortsätze, Fasern), innen graue Substanz (Nervenzellen). In der Mitte befindet sich der Zentralkanal. Die Wurzeln des Rückenmarks stellen die Verbindung des ZNS mit dem peripheren Nervensystem dar; die beiden Vorder- und Hinterwurzeln treten zwischen den Wirbeln (intervertebral) aus dem Rückenmarkskanal heraus. Die Vorderwurzel leitet Reize vom Rückenmark zu den Muskeln (efferent), der Zellkörper ist die motorische Vorderhornzelle (liegt in der grauen Substanz des Rückenmarks – im Vorderhorn). Die Hinterwurzel leitet Reize aus der Peripherie in das Rückenmark (afferent), ihr Zellkörper liegt in der Spinalganglienzelle (außerhalb des Rückenmarks).

Die **makroskopisch-strukturelle Entwicklung des ZNS**, die mit der Ausbildung des Neuralrohrs ihren Anfang genommen hat, ist zum Zeitpunkt der Geburt weitgehend abgeschlossen; Gehirn und Rückenmark besitzen – makroskopisch betrachtet – ihre endgültige Form, unterliegen aber weiteren Wachstumsprozessen.

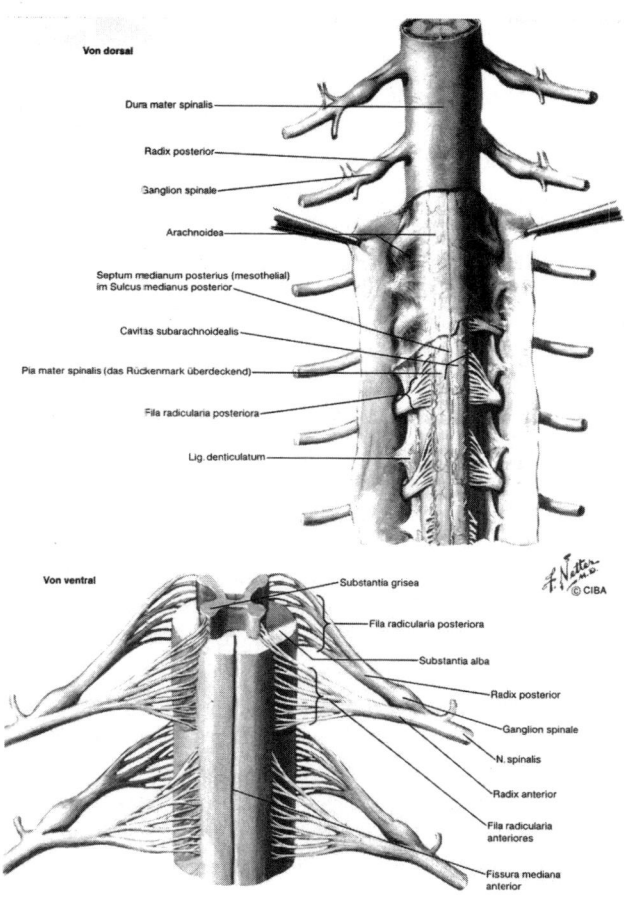

Abb. 5: Rückenmark (aus: Netter, Krämer »Farbatlanten der Medizin, Bd. 5, Nervensystem I« Thieme, 1987)

Die präfrontalen Felder machen im Kleinkindalter (bis etwa 4. Lebensjahr) und nochmals im 7.–8. Lebensjahr dynamische Entwicklungen durch, die zu einer Vergrößerung dieser Areale führen. Weitere Entwicklungsschritte finden teilweise kontinuierlich über die gesamte Kindheits- und Jugendphase (Occipitallappen), teilweise altersspezifisch in der Präadoleszenz (Frontal- und Parietallappen) und in der Adoleszenz (Temporallappen) statt und führen zur Volumszunahme der Hirnrinde in der Präadoleszenz, gefolgt von einer nachfolgenden Abnahme.[17]

Im folgenden Abschnitt werden einige Aspekte der Pathologie des Zentralnervensystems skizziert, deren Ursachen mit den besprochenen Gesichtspunkten der makroskopisch-strukturellen Entwicklung in Zusammenhang stehen.

Formen der Missbildung des ZNS

Durch Störungen in der *Ausbildung der Hirnbläschen* kann es zu umfangreichen Strukturdefekten kommen, die zum Fehlen ganzer Hirnteile (z. B. des Großhirns = Anencephalie, nicht lebensfähig) führen. Wenn die Gewebsdefekte kleinere Teile der Hirnbläschen betreffen, entstehen Gewebsdefekte der Hirnsubstanz, eine Porencephalie, deren funktionelle Folgen recht unterschiedlich sein können.

Wenn die *Schließung der Neuralrinne* zum Neuralrohr an bestimmten Stellen unterbleibt, kommt es zur Vorwölbung (von äußerer Haut bedeckt) von Nervengewebe (Encephalo- oder Myelocele) oder auch von Meningen (Meningocele) oder auch in Kombination (Meningo-Encephalo-Cele) an der Körperoberfläche. Diese Fehlbildungen können operativ behoben werden, allerdings meist mit funktionellen Ausfällen unterschiedlichen Ausmaßes.

Störungen in der *Ausbildung der Oberflächenstruktur* (Gyri, Sulci) können in umschriebenen Bereichen zur Entstehung kleiner

---

17   GIEDD et al. (1999)

Windungen (Mikrogyrie) oder zum Fehlen der Windungen (Agyrie) führen.

Wenn die Ausbildung der Fasermassen unterbleibt, die die beiden Gehirnhälften verbinden (Agenesie des Corpus callosum), können Störungen in der Kooperation der beiden Hemisphären unterschiedlichen Ausmaßes resultieren. Die funktionellen Konsequenzen reichen von umschriebenen kognitiven Leistungsstörungen bis zu tief greifenden Entwicklungsstörungen.

Störungen der Liquorzirkulation

Der Liquor unterliegt einem ständigen Kreislauf, der durch alle Ventrikel und durch den Subarachnoidealraum von Gehirn und Rückenmark führt. Wird dieser Kreislauf innerhalb des Ventrikelsystems an einer Stelle unterbrochen, kommt es zu einem Rückstau des Liquors in Teilen des Ventrikelsystems. Auch eine Überproduktion von Liquor kann dieselbe Folge haben. Für die Unterbrechung des Liquorflusses sind jene Stellen des Ventrikelsystems prädestiniert, die besonders schmal sind (Aquäductus mesencephali, Foramen interventriculare). Der gestaute Liquor presst die Gehirnsubstanz gegen den Schädelknochen, der im frühen Kindesalter diesem Druck nachgeben und sich ausweiten kann (Zunahme des Kopfumfanges = Hydrocephalus). Nach dem knöchernen Verschluss der Schädelnähte (zwischen 6. Monat und Ende des 2. Lebensjahres) ist dieses Nachgeben nicht mehr möglich, sodass es zum sukzessiven Abbau der Gehirnsubstanz kommt.

Durch die *Shunt-Operation* wird ein künstlicher Umweg für den Liquorfluss geschaffen: ein Röhrchen wird operativ in das Ventrikelsystem eingelegt und über ein Regulationsventil mit einem Schlauchsystem verbunden, das den überschüssigen Liquor entweder direkt ins Blutgefäßsystem oder in die Bauchhöhle ableitet. Wird diese Operation rechtzeitig ausgeführt, können Schädigungen des Gehirns und Entwicklungsstörungen weitgehend vermieden werden. Wenn hingegen eine gemeinsame Ursache

(z. B. Entzündung) zur Zirkulationsstörung und zur Schädigung von Gehirngewebe geführt hat, werden Funktionsstörungen und Entwicklungsprobleme zu erwarten sein.

Schädigung (Läsion) des Hirngewebes

Gewebsschädigungen können den drei aufeinanderfolgenden Entwicklungsperioden zugeordnet werden: pränatal (vor der Geburt), perinatal (Zeit um die Geburt), postnatal (nach der Geburt). Mögliche Läsionsursachen können sein:

Strahlenschäden (durch Röntgenstrahlen, besonders in den frühen Phasen der Hirnbläschenbildung); traumatische Schädigungen (Einwirkung mechanischer Gewalt – mit Blutungen verbunden), Entzündungen (Bakterien oder Viren), Intoxikationen (Gifteinwirkung), Sauerstoffmangel. Alle genannten Läsionsursachen können in jeder der drei Perioden auftreten.

Folgende Begriffe bezeichnen Entzündungen im Bereich des ZNS, die (in allen drei Perioden) durch Bakterien oder Viren hervorgerufen werden können: Meningitis = Entzündung der Gehirnhäute, Encephalitis = Entzündung der Gehirnsubstanz, Meningoencephalitis = Entzündung der Hirnsubstanz und der Hirnhäute (häufigste Form), Myelitis = Entzündung der Rückenmarkssubstanz.

4.2. Die mikroskopische Perspektive

Um die Bausteine des Nervengewebes sichtbar zu machen, benötigt man das Lichtmikroskop (Auflösungsvermögen etwa 200 nm), das mit zusätzlicher Anwendung von Techniken der Gewebefärbung die Gestalt der Zellen und ihre Verbindungen erkennen lässt.

Das Nervengewebe besteht aus zwei verschiedenen Zelltypen (Nervenzellen und Gliazellen), die in der Phase der Entwicklung des Neuralrohrs einen gemeinsamen Ursprung – die Matrixzellen (Mutterzellen) – haben. Aus der Matrixzelle entwickelt sich über die Zwischenstufe der Glioblasten die Gliazelle und über die Zwischenstufe der Neuroblasten die Nervenzelle.

Die **Gliazellen** existieren an unterschiedlichen Stellen des ZNS in vielfältigen Formen. Die enge räumliche Beziehung zu den Nervenzellen hat immer wieder zu Vermutungen Anlass gegeben, dass zwischen beiden Zelltypen eine enge funktionelle Beziehung bestehen muss. Dies scheint aber nur in begrenztem Maße der Fall zu sein:

- Über ihren Stoffwechsel (vorwiegend Kalium-Puffer) modulieren die Gliazellen das Milieu zwischen den Nervenzellen (elektrische Ladung, Ionenkonzentration); ob auf diesem Weg auch eine Beteiligung an Gedächtnisfunktionen erfolgt, ist unklar.
- Durch ihre Vermehrungsfähigkeit sind die Gliazellen an Reparaturvorgängen im ZNS nach Läsionen beteiligt (Narbenbildung, Entfernung von Zellresten)
- Gliazellen sind gewissermaßen »Strukturelemente« des ZNS: sie sind als »Wegweiser« bei der Ausbildung von Fortsätzen der Nervenzellen wirksam, sie bilden die Hüllen der Nervenfaser (Myelin) aus, sie kleiden das Ventrikelsystem »tapetenartig« aus.

Insgesamt ist unser Wissen über die Bedeutung dieser Zellform aber noch immer recht unvollständig.

Die **Nervenzellen** haben drei Funktionen: die Verarbeitung und Integration von Informationen, die Reizleitung und die Übertragung von Informationen. Die Struktur der Nervenzelle (Abb. 6) ist durch das Grundmodell des Neuron, der kleinsten Struktur- und Funktionseinheit des Nervensystems, darzustellen: es besteht aus dem Zellkörper und den Fortsätzen (Dendriten = relativ kurz und stark verzweigt; Neuriten/Axone = relativ lang und wenig verzweigt). Die konkrete Gestalt eines Neurons kann sehr unterschiedlich sein; je nachdem mit welchem Teil des Nervensystems und mit welcher Funktion wir es zu tun haben, sind die Zellfortsätze (Dendriten, Neuriten) in Verzweigungstypus und Länge

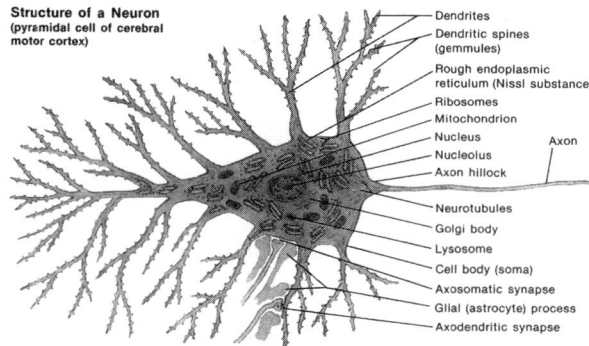

Abb. 6: Neuron (aus: Netter, Krämer »Farbatlanten der Medizin, Bd. 5, Nerven-system I« Thieme, 1987)

deutlich verschieden. Die Fortsätze anderer Neurone treten von außen an das Neuron heran und treten mittels einer spezifischen Struktur – der Synapse – in Kontakt.

Die **mikroskopisch-strukturelle Entwicklung** wird durch verschiedene Teilprozesse realisiert, die ohne scharfe Grenzen mehr oder weniger hintereinander, teilweise aber auch gleichzeitig ablaufen:

a) Induktion: Anregung der Zellbildung in der Neuralplatte (etwa 3. bis 6. Schwangerschaftswoche).

b) Proliferation: Die Vermehrung der Nervenzellen führt auch zu einer Verdickung der Wand des Neuralrohres (etwa 2. bis 6. Lunarmonat – Schwangerschaftsdauer, in Menstruations-zyklen gemessen = 10 Lunarmonate).

c) Migration: Die Wanderung der Nervenzellen erfolgt entlang von Leitstrukturen (radialen Gliazellen) und geht mit der Verdickung der Wand des Neuralrohres und der Ausbildung der Schichtstruktur des ZNS einher (etwa 3. bis 6. Lunarmonat).

d) Organisation: Die Ausbildung eines Netzwerks interneurona-ler Verbindungen (Abb. 7) (etwa 6. Lunarmonat bis zur Pu-

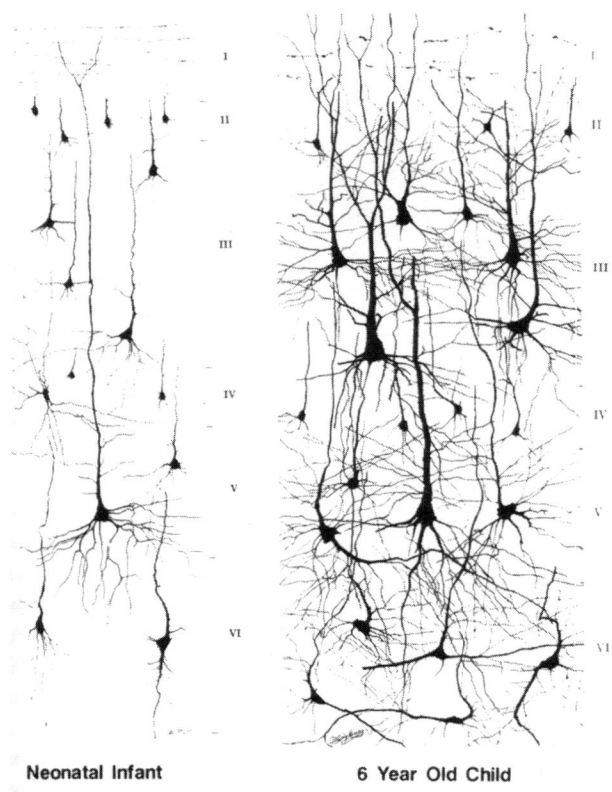

Neonatal Infant   6 Year Old Child

Abb. 7: Entwicklung interneuronaler Netzwerke (aus: Purves D. »Neural activity and the growth of the brain« Cambridge Univ. Press 1994)

bertät) erfolgt durch folgende Vorgänge: Vermehrung, Längen- und Dickenwachstum der Zellfortsätze, Ausbildung der *dendritic spines* (s. Abb. 6) (Dornfortsätze) und der Synapsen. Diese Prozesse (Gewebevermehrung) kommen auch in der Volums- und Gewichtszunahme des ZNS (bes. 6. Lunarmonat – Ende 1. Lebensjahr) zum Ausdruck. Die Ausbildung der Verzweigungen und Verbindungen der Neurone erfolgt in mehreren Schritten: Aufgrund der genetischen Information (»biologisches Erbe«) beginnt die Zelle, in einem ersten Entwicklungsschritt Fortsätze auszubilden, die – aufgrund histochemischer Information (»Botenstoffe«) – mit anderen Neuronen in Kontakt treten. Die Ausbildung von Fortsätzen und Kontakten erfolgt zuerst im Überschuss. Durch die Inbetriebnahme eines Funktionssystems wird »eine neue Ordnung ins System gebracht«. Als zweiter Schritt erfolgt eine Selektion – überschüssige Verbindungen (und Neurone) werden wieder rückgebildet. Somit ist die endgültige Struktur des ZNS vor allem als Produkt der Tätigkeit des ZNS zu verstehen. Das Gehirn unterliegt somit dem *Prozess der Selbstorganisation* in der Entwicklung. Die Kenntnisse über diese Entwicklungsprozesse stammen aus der Deprivationsforschung.

e) Myelinisation: Ausbildung der Hüllen (Myelinscheide) der Neuriten durch die Schwann'schen Zellen (Gliazellen); etwa 4. Lunarmonat – Erwachsenenalter.

Der aus entwicklungsneurologischer Perspektive »wichtigste« Prozess ist die Organisation, da sie die biologische Seite der Ausbildung funktioneller Systeme darstellt. Der Vorgang der Myelinisation führt zu einer Beschleunigung der Reizleitung (s. später), wodurch das Längenwachstum gleichsam kompensiert wird.

Deprivationsforschung

»Deprivation« bedeutet – in wörtlicher Übersetzung – Beraubung, Verlust; in der Entwicklungsneurologie wird der Begriff im Sinne von *Anregungsmangel* (Reizabschirmung, Kontaktarmut) verwendet. Alle Anregungen, die das Kind in seiner Entwicklung erhält, stammen aus der sozialen Umwelt; diese Anregungen betreffen aber in unterschiedlichem Ausmaß stets auch die beiden anderen Ebenen – die psychische und die biologische Ebene (vgl. Mensch = bio-psycho-soziale Einheit). Dem entsprechend haben sich zwei unterschiedliche Forschungsrichtungen entwickelt: Forschungen über die soziale Deprivation (Studium der Auswirkungen von Deprivation auf der psychischen und sozialen Ebene) und Forschungen zur sensomotorischen Deprivation (Studium der Auswirkungen von Deprivation auf der biologischen Ebene, vorwiegend vergleichende Forschung an Tieren).

Soziale Deprivation:
Die entscheidenden Studien stammen von René Spitz[18] (1887–1974, Psychoanalytiker und Kinderpsychiater) aus den 1940er-Jahren. Er verglich die Entwicklung von zwei Gruppen von Kindern: Im »Säuglingsheim« lebten Kinder straffälliger Mütter, die regelmäßigen Kontakt zu ihren Kindern hatten (Spitz: »Jedes Kind in dem Säuglingsheim hatte ... die Fürsorge seiner eigenen Mutter oder wenigstens einer Ersatzmutter ...«), die Kinder hatten Spielzeug in ihren Betten. Im »Findelhaus« lebten Kinder, die anstatt von den Müttern von der Fürsorge betreut wurden; diese Kinder wurden gut ernährt und hygienisch gepflegt, hatten aber außerhalb der Zeiten von Ernährung und Reinigung keine Kontakte (Spitz: »Um zu erreichen, daß die Kinder sich still verhielten, hängten die Schwestern Bettücher ... an die Seiten der Bettchen, so dass die Kinder wirksam von der Welt und allen anderen Abteilen abgeschirmt waren, in Einzelhaft versetzt, mit der Zimmerdecke als einzigem Anblick.«). Die Kinder im »Findelhaus« wurden völlig passiv, der Entwicklungsquotient sank ab (Ende 2. Lebensjahr durchschnittlich 45 % der Norm), Veränderungen der Motorik, eine erhöhte Infektionsanfälligkeit und eine deutlich erhöhte Sterblichkeitsquote traten auf (37 % der Kinder waren innerhalb der ersten beiden Lebensjahre verstorben im Vergleich zu ca. 4 % der Kinder aus dem Säuglingsheim). Die Schlussfolgerung: »Das

18   SPITZ F. (1969)

zeigt überzeugend, daß der Heimaufenthalt selbst keine hohe Säuglingssterblichkeit hervorruft, sondern daß ein spezifischer Faktor innerhalb des Heimes verantwortlich ist. ... Das Fehlen der mütterlichen Fürsorge kommt einem emotionellen Verhungern gleich ... daß dieses einen fortschreitenden Verfall herbeiführt, der sich auf die ganze Person des Kinds erstreckt« (Spitz).

Soziale Deprivation (Kontaktmangel) hat in allen drei Domänen negative Auswirkungen – auch die biologische Domäne (Erkrankungshäufigkeit, Sterbeziffern) ist betroffen.

Sensomotorische Deprivation:
In den 1960er- und 1970er-Jahren wurde anhand von Tierstudien[19] (insbesondere am visuellen System von Katzen) nachgewiesen, dass die normale Reifung und Struktur des Sehapparates neugeborener Tiere abhängig ist von einem adäquaten Ausmaß von Lichtstimulation. Wenn durch Vernähung der Augenlider neugeborener Katzen diese Lichtstimulation unterbunden wurde, hatte dies zur Folge, dass die Entwicklung der normalen Strukturen und Funktionen auf den verschiedenen Niveaus des optischen Systems unterblieben. Eine spätere Öffnung der Lidnaht – sofern sie innerhalb einer bestimmten Zeitspanne erfolgte – machte eine normale Entwicklung zu einem späteren Zeitpunkt möglich. Dieses »Zeitfenster« (für das optische System der Katze umfasst es maximal drei Monate) wurde als »kritische Periode« bezeichnet. Die Schlussfolgerung: Die Nicht-Inbetriebnahme eines Funktionssystems hat nachhaltige Konsequenzen für die korrespondierenden Strukturen im ZNS, die aber innerhalb eines bestimmten Zeitraums kompensierbar sind. Das allgemeine biologische »Gesetz der kritischen Perioden« muss aber mit der Einschränkung versehen werden, dass die Zeitangaben immer nur für das untersuchte Funktionssystem der jeweiligen Spezies gelten.

---

19   D.H. Hubel u. T.N. Wiesel (1962); A.H. Riesen (1975)

Die Übertragung auf die menschliche Entwicklung hat davon auszugehen, dass wir mit anderen Zeiträumen und anderen Kompensationsmöglichkeiten zu rechnen haben: Bei angeborenem, anfangs unkorrigiertem Astigmatismus (Hornhautverkrümmung) bleibt das optische Auflösungsvermögen schlecht, wenn die Brillenkorrektur nach dem dritten Lebensjahr erfolgt (vermutlich fehlerhafte Ausbildung von optischen »Detektoren«) (Hubel u. Wiesel). Überdies hat das menschliche Gehirn aufgrund der Organisation und Arbeitsweise der Hirnrinde eine wesentlich größere Kompensationskapazität als das Gehirn anderer Lebewesen. Somit wird das biologische Gesetz der »kritischen Perioden« beim Menschen relativiert. Für das Ausmaß an kompensatorischen Entwicklungsprozessen sind die konkreten Lebens- und Lernbedingungen ausschlaggebend.

Zusammenfassung: *Deprivation in der Entwicklung des Kindes ist als isolierende Bedingung (vgl. Isolationskonzept nach W. Jantzen) zu betrachten, die in allen drei Domänen (biologische, psychische, soziale) Auswirkungen hat. Die konkreten Deprivationsfolgen sind vom Zeitpunkt und von der Art und Weise der Deprivation und den Kompensationsmöglichkeiten, die von der sozialen Umwelt geprägt werden, abhängig.*

4.3. Die elektronenmikroskopische Perspektive – Die Ultrastruktur

Das Elektronenmikroskop arbeitet mit Elektronenstrahlen, die durch magnetische Linsen gebündelt werden. Es erlaubt durch sein hohes Auflösungsvermögen (etwa 0,1 nm) einen Blick ins Innere der Zelle (s. Abb. 6).

Die **Zellmembran** besteht aus verschiedenen Proteinen und Fettsubstanzen (Phospholipiden) in mehrschichtigem Aufbau. Die Durchlässigkeit der Membran ist als dynamischer Prozess zu

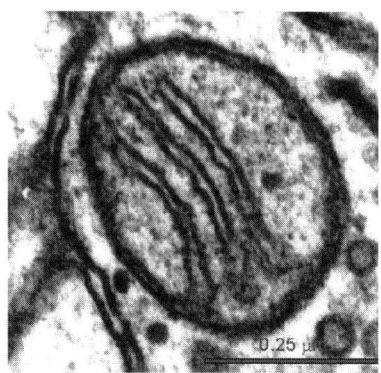

Abb. 8: Mitochondrium

verstehen; sie ist einerseits abhängig von der Lipidschicht, die eine variable Struktur hat, und andererseits von der Proteinstruktur, die die Ionendurchlässigkeit reguliert (Ionenkanäle: Poren, deren Durchlässigkeit reguliert werden kann). Die Proteinschicht bestimmt die Eigenschaften einer Zelle im Austausch mit dem Außenmilieu (»Rezeptoreigenschaften« für Transmitter, Enzyme, Medikamente).

Das **Zytoplasma** füllt den Innenraum der Zelle und besteht aus Eiweiß, das in den verschiedenen Teilen der Zelle unterschiedlich aufgebaut ist (Compartements).

Die Zelle enthält eine Reihe von Strukturelementen, die **Zellorganellen**, die im Zytoplasma verteilt sind. Der **Zellkern** besteht aus 46 Chromosomen, die aus Nucleinsäuren (DNS = Desoxyribonucleinsäure und RNS = Ribonucleinsäure) und Proteinen aufgebaut sind. Diese Bausteine des Zellkerns bilden Ketten, die schraubenförmig ineinander verdreht sind. Die Reihenfolge der Nucleinsäuren stellt den »genetischen Code« der Zelle dar. Der Zellkern ist die Zentrale der genetischen Information, der Steuerung der Proteinbiosynthese und er ist durch biochemische Prozesse an der Zellaktivität beteiligt. Die **Mitochondrien** (s. Abb. 6, 8) schwimmen frei verteilt im Zytoplasma; sie sind das Zentrum des Zellstoffwechsels (vorwiegend Zuckerverarbeitung – aerobe Glykolyse) und liefern die Energie in Form von ATP (Adenosintriphosphat).

Die **Ribosomen** produzieren die jeweils speziellen Produkte der Zelle, also Eiweißkörper (und ihre Verbindungen) unterschiedlicher Struktur. Die Information kommt vom Zellkern, Bote ist die **m-RNS** (messenger-RNS). Als Transportsystem in der Zelle fungieren verschiedene Strukturelemente: das granuläre (mit Ribosomen besetzte) und das agranuläre **endoplasmatische Reticulum,** die **Mikrotubuli** und die **Vesikel,** die vermutlich durch Abschnürung aus dem Reticulum entstehen. Nicht völlig geklärt ist die Funktion der Lysosomen (Speicherung und Auflösung von Fremdsubstanzen?).

Das spezifische Produkt der Nervenzelle ist die **Transmitter**- oder Überträgersubstanz (s. Reizübertragung/Synapse). Ein bestimmtes Neuron bildet grundsätzlich einen speziellen Transmitter: Acetylcholin (im sensomotorischen NS, überall wo Nerven mit Muskulatur in Verbindung stehen, in den erregenden Synapsen), Noradrenalin (wesentliche Transmittersubstanz im autonomen NS, in den erregenden Synapsen), Gammaaminobuttersäure (GABA, in den hemmenden Synapsen im Gehirn), Serotonin, Histamin.

5. Die Funktionen der Nervenzelle

Das ZNS ist eine Ansammlung von Nervenzellen und ihren Verbindungen, die den Austausch zwischen Individuum und Umwelt reguliert. Da es in diesem Austausch keine Ruhe gibt, kann das ZNS nicht »untätig« sein und somit ist auch das Bild der »Nervenzelle in Ruhe« und die Vorstellung von einem »Einzelereignis« an der Zelle ein künstliches Bild. Dennoch können solche Bilder aus didaktischen Gründen hilfreich sein. In der Realität laufen alle Funktionen der Nervenzelle – beginnend mit der Reizaufnahme, Reizleitung, Reizübertragung und Reizverarbeitung – mehr oder weniger kontinuierlich ab, wenngleich verschiedene Subsysteme des ZNS an verschiedenen Prozessen in unterschiedlicher Intensität beteiligt sind. Wir kehren später zu dieser systemischen Betrachtungsweise zurück. Vorerst richten wir unseren Blick auf die kleinste Funktionseinheit des Nervensystems – auf das Neuron und seine Tätigkeit.

5.1. Das neuronale Signal

Die Zellmembran trennt den Innenraum (intrazellulärer Raum) der Zelle vom Außenmilieu (extrazellulärer Raum). Die beiden Räume unterscheiden sich in zweifacher Hinsicht:

- im Außenmilieu überwiegen die Natrium-Ionen (Na$^+$), im Innenraum überwiegen die Kalium-Ionen (K$^+$) (*Ionenkonzentration*); darüber hinaus gibt es verschiedenartige negativ geladene Ionen.
- Die Summe dieser Ladungen ergibt im Ruhezustand der Zelle an der Außenseite der Membran eine positive Ladung, an der Innenseite der Membran eine negative Ladung (*elektrische Ladung*). Verbindet man diese beiden Bereiche über ein Span-

nungsmessgerät, so zeigt dieses eine Spannung von −70 mVolt (Ruhepotenzial) an.

Trifft ein Reiz (mechanisch, chemisch, elektrisch) auf die Zellmembran, so ändert sich die Durchlässigkeit der Membran – Natrium-Ionen strömen in das Zellinnere (in geringerem Maße auch Kalium-Ionen ins Außenmilieu). Die Spannung zwischen dem intrazellulären und dem extrazellulären Raum verändert sich geringfügig (lokales Potenzial). Übersteigt die Reizintensität einen bestimmten Schwellenwert, kommt es zu einer ausgeprägten Veränderung der elektrischen Verhältnisse (an der Außenseite entsteht eine negative Ladung, innen eine positive Ladung). Der Spannungsmesser zeigt +30 mVolt (Aktionspotenzial) an. Das Aktionspotenzial ist ein getriggertes, explosives Alles-oder-nichts-Ereignis.

Das Einströmen der Natrium-Ionen ist ein passiver Vorgang, entsprechend dem Konzentrationsgefälle. Die Rückkehr der Zelle in den ursprünglichen Zustand bedeutet Wiederherstellung der vorherigen Konzentrations- bzw. Spannungsverhältnisse: Die Natrium-Ionen müssen nunmehr aktiv (Energieverbrauch!) gegen das Konzentrationsgefälle aus dem Zellinneren hinausbefördert werden (»Natrium-Ionen-Pumpe«). Dieser Vorgang dauert so lange, bis die ursprünglichen Konzentrations- und Spannungsverhältnisse (Ruhepotenzial) wiederhergestellt sind. Auf jedes Aktionspotenzial folgt eine Ruhephase (Refraktärzeit), während der kein Impuls ausgelöst werden kann.

5.2. Reizleitung

Das Aktionspotenzial breitet sich über das Neuron aus und wird längs des Axons fortgeleitet. Seine Amplitude nimmt mit zunehmender Entfernung nicht ab. Auf diese Weise wird der an der Zelloberfläche einwirkende Reiz weitergeleitet. Dieses Prinzip

(= kontinuierliche Reizleitung) gilt für »marklose« Nervenfasern. Die meisten Axone sind jedoch »markhaltig« – sie besitzen eine Myelinscheide, ausgebildet im Prozess der **Myelinisation**: Die Entwicklung der Markscheiden (Myelinscheiden) beginnt etwa um den 4. Lunarmonat und dauert bis ins Erwachsenenalter. An der Außenseite des Axons liegt eine Gliazelle (= Schwann'sche Zelle), die sich in konzentrischen Bewegungen um das Axon windet und dabei fetthaltige Schichten (= Myelinscheide; zwischen 10 und 10^6 Lamellen) ablagert. Je nach der Länge des Axons sind nebeneinander mehrere Schwann'sche Zellen an der Bildung der Markscheide beteiligt. Zwischen den Zellen bleiben kleine Strecken (im Abstand von ca. 1–2 mm) von der Markscheide frei = Ranvier'scher Schnürring. An dieser nunmehr markhaltigen Nervenfaser erfolgt die Reizleitung auf andere Art: Der Ionenaustausch kann nur an den Ranvier'schen Schürringen erfolgen, somit erfolgt auch der Stromfluss nicht mehr kontinuierlich an der gesamten Oberfläche, sondern gewissermaßen sprungartig von Schnürring zu Schnürring = *saltatorische Reizleitung*. Diese Form der Reizleitung ist sowohl schneller, als auch energiesparender. Die Leitungsgeschwindigkeit der myelinisierten Fasern bei Säugern beträgt von einigen wenigen bis zu 120 m/sec.

Wir haben nun die Reizleitung im einzelnen Axon beschrieben. Axone liegen jedoch stets in großer Zahl beisammen und bilden Nervenbahnen im ZNS bzw. Nervenstränge im peripheren NS. In der Peripherie werden mehrere Axone durch Bindegewebe (= Endoneurium) zu Bündeln zusammengefasst, mehrere Bündel werden wiederum durch eine Bindegewebshülle (= Perineurium) zu einem Nervenstrang oder peripheren Nerven zusammengefasst (s. Abb. 9) – die Struktur ähnelt einem mehrpoligen Elektrokabel.

Im peripheren NS unterscheiden wir zwei Leitungsrichtungen: afferent (= zum ZNS), efferent (= weg vom ZNS). In peripheren Nerven laufen afferente und efferente Fasern in einem Nervenstrang. Vor dem Eintritt ins Rückenmark erfolgt ihre Trennung:

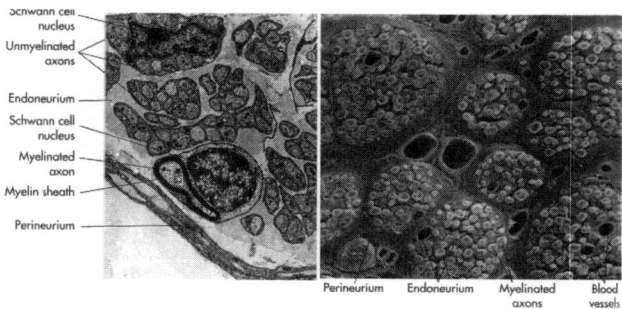

Abb. 9: Peripherer Nerv (aus: J. Nolte »The Human Brain«, Mosby 2002)

die Hinterwurzel leitet afferent, die Vorderwurzel efferent (s. Abschnitt Rückenmark).

5.3. Reizübertragung

Die Übertragung des neuronalen Impulses erfolgt entweder auf das nächste Neuron (interneuronale Reizübertragung) oder auf eine Effektorzelle eines Zielorgans – z. B. Muskelzelle, Drüsenzelle etc.

Die interneuronale Reizübertragung erfolgt an (chemischen) Synapsen – spezifisch ausgeformten Kontaktstellen zwischen zwei Neuronen. Die beiden Neurone sind durch den synaptischen Spalt voneinander getrennt. Die **Transmittersubstanz** überwindet den synaptischen Spalt und überträgt auf diese Weise den Impuls auf das nächste Neuron. Der Transmitter wird im Inneren des Neurons (s. Ultrastruktur) gebildet und in Vesikeln und über Mikrotubuli zur Synapse transportiert. Dort erfolgt die Anlagerung an der gitterartigen Struktur der präsynaptischen Membran. Bei Impulsweitergabe ändert sich die Gitterstruktur (vergrößert sich) und der Inhalt der Vesikel ergießt sich in den synaptischen Spalt. Die postsynaptische Membran wird durch die Transmittersubstanz chemisch ge-

reizt, wodurch es zur Weiterleitung des Reizes kommt. Die Reizübertragung erfolgt nach dem »*Alles oder nichts- Prinzip*«, d. h., bei
einem Impuls werden alle (dzt. vorhandenen) Vesikel entleert – die
Impulsstärke bleibt also immer gleich. Die Steuerung der Stärke
erfolgt durch die Anzahl der aktivierten Synapsen. Die Transmittersubstanz wird nach der Erregung der postsynaptischen Membran
sofort, d. h. in Bruchteilen von Sekunden durch Aufspaltung inakti-
viert oder vom präsynaptischen Neuron aufgenommen, damit die
Synapse wieder für einen Reiz frei ist. Die Bausteine der Transmitter und auch die Vesikelhülle werden in einem Recyclingprozess in
die Neurone aufgenommen und wiederverwertet.

Die wichtigsten Transmittersubstanzen sind:

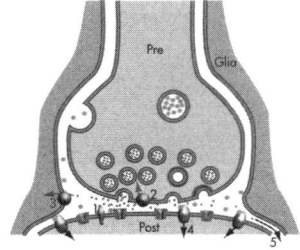 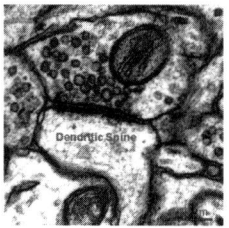

Abb. 10a, b: Synapse (aus: J. Nolte »The Human Brain«, Mosby 2002)

- Acetylcholin (ACh) für die cholinerge Übertragung im ZNS und
  an peripheren Nervenendigungen (z. B. Muskel);
- Glutamat ist der wichtigste erregende und
- GABA der wichtigste hemmende Transmitter im ZNS.
- Peptidtransmitter (Substanz P, opioide Peptide, Enkephalin)
  werden von afferenten Fasern ausgeschüttet und sind am
  Schmerzempfinden beteiligt.
- Amine (Dopamin, Noradrenalin, Serotonin, Histamin) steuern
  ganzheitliche Funktionen (Aufmerksamkeit, Stimmung, Af-
  fekt).

Hemmende (inhibitorische) Synapsen sitzen vorwiegend am Zellkörper, erregende (exzitatorische) Synapsen vorwiegend an den Dendriten.

Eine andere Form der Übertragung von Reizen ist die elektrische Koppelung durch *gap junctions* (das Strukturelement heißt Connexon), die aber auf Säugetierniveau geringe Bedeutung hat.

Die Reizübertragung auf ein Zielorgan – Beispiel: Muskelzelle – erfolgt an der motorischen Endplatte (Analogon der Synapse) in gleicher Weise. Auch hier gibt es einen synaptischen Spalt zwischen der präsynaptischen Nervenendigung und der Zellmembran der Muskelzelle, der durch ACh überwunden wird. Als Effekt der Übertragung erfolgt hier die Kontraktion der Muskelfaser. Auch für die motorische Endplatte gilt das »Alles-oder-nichts-Prinzip«, d. h. stets die vollständige Ausschüttung aller Vesikel und die volle Kontraktion der Muskelzelle. Die Stärke der Gesamtkontraktion des Muskels hängt von der Anzahl der erregten Muskelzellen ab. Ein Muskel kann über längere Zeit angespannt bleiben, da sich eine Muskelzelle nach der anderen kontrahiert = Rotationsprinzip.

Die Bedeutung des Transmitterabbaus wird hier besonders deutlich: Bei der Myasthenia gravis, einer schweren Störung der Muskelfunktion, fehlt das Enzym Acetylcholinesterase und die Inaktivierung des Transmitters unterbleibt, sodass der Übertragungsmechanismus an der motorischen Endplatte blockiert bleibt und eine Lähmung des Muskels eintritt.

5.4. Reizverarbeitung und Integration

Die bisherigen Darstellungen beachten lediglich den Funktionsaspekt des Neurons, der bisher am besten erforscht wurde – die Prozesse der Spannungsänderung und des Ionenaustauschs an der Membranoberfläche. Unsere Kenntnisse über die Prozesse im Inneren des Neurons sind noch recht spärlich. Vermutlich sind

hier zahlreiche differenzierte chemische Prozesse (Wechselwirkungen zwischen Membran – Cytoplasma – Kern – Axonursprung
…), die sich auf kleinstem Raum abspielen, Träger der Informationsverarbeitung und der integrativen Leistungen: An der Neu-
ronoberfläche liegen viele hemmende und erregende Synapsen.

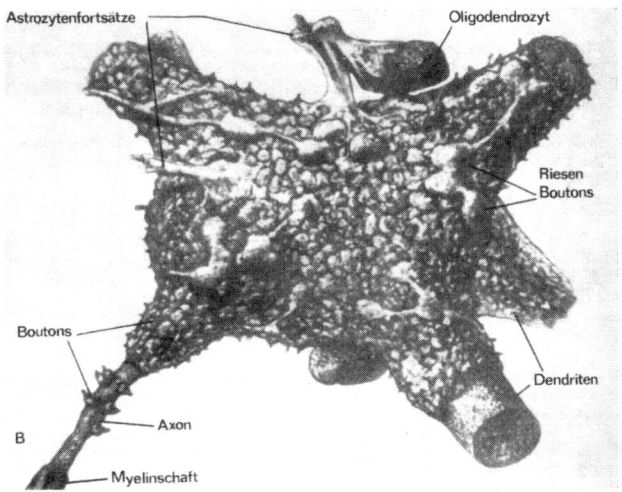

Abb. 11: aus: Anochin P.K.: »Beiträge zur allgemeinen Theorie des funktionellen
Systems«, VEB Gustav Fischer-Verlag, Jena 1978

Ein Neuron erhält also viele Informationen von anderen Neuronen. An verschiedenen Orten und Zeiten treffen unterschiedliche
Reize ein (= räumlich-zeitliches Muster). Das Neuron muss eine
Integrationsleistung vollbringen, d. h. die verschiedenen Reize
summieren; denn als Antwort geht nur eine Information über das
Axon an das nächste Neuron. Dort treffen erneut viele verschiedene Informationen von verschiedenen anderen Neuronen ein usw.
Schon auf Einzelzell-Niveau ereignen sich also hochkomplexe In-
tegrationsvorgänge. Nun ist jedes dieser Neurone nur ein kleiner

Einzelbaustein des gesamten Nervensystems. Die Funktionsweise des Gesamtsystems kann nicht auf diese Vorgänge reduziert werden, denn schon ein einfacher Reiz (z.B. Lichtblitz) ruft derartige Prozesse in vielen Tausenden Neuronen hervor. Um diese Vorgänge verstehen zu können, ist der Begriff »*funktionelles System*« (ANOCHIN; s. Abschnitt 6.2.) nützlich: »Jedes Neuron empfängt Tausende verschiedenartige Erregungen und bildet letztendlich ›seinen Freiheitsgrad‹ aus, der seinen individuellen Beitrag zur Gesamtstruktur der interneuronalen Beziehungen darstellt.« Die Neurone arbeiten so zusammen, dass »die Konvergenz der Freiheitsgrade einer Vielzahl von Neuronen zur Erzielung eines nützlichen Resultats des funktionellen Systems führt«.[20]

---

20   ANOCHIN (1978)

6. Die Funktion des Zentralnervensystems

6.1. Phylogenese und Funktionstheorien

Das menschliche Gehirn in seiner heutigen Form und Funktion ist Resultat der Phylogenese (der stammesgeschichtlichen Entwicklung). Dieser Prozess kann in zwei Etappen gegliedert werden: die viele Millionen Jahre dauernde Etappe der Entwicklung von einfachen Lebewesen (beginnend mit Einzellern) bis zu den Primaten und die etwa vier Millionen Jahre dauernde Etappe der Entwicklung des Menschen. Durch diesen Entwicklungsprozess ist der heutige Mensch in die Entwicklung des Lebens auf der Erde eingebettet und mit der gesamten belebten Natur verbunden. Viele unserer heutigen biologischen Funktionen sind in früheren Abschnitten der Phylogenese entstanden und finden sich auch heute bei anderen Lebewesen. Dennoch stellt das menschliche Leben in seiner sozialen Organisation und auch seine biologische Grundlage – das menschliche Gehirn – ein Spezifikum dar, das nicht auf phylogenetische Vorläuferstufen reduziert werden kann, wenngleich diese Vorläuferstufen in den heutigen Funktionen »aufgehoben« (HEGEL) sind. Ein kurzer Abriss der Phylogenese soll dazu beitragen, diese Zusammenhänge verständlich zu machen.

Einer der Vorfahren des Menschen, der vor drei Millionen Jahren lebende Australopithecus, der als erstes Lebewesen Werkzeuge verwenden, aber noch nicht herstellen konnte (entscheidendes Kriterium für den Übergang zwischen Tier und Mensch), besaß ein Gehirn von ca. 500 cm³ Inhalt und anderer Gestalt. Außer den Skelettfunden (»Lucy«) gibt es auch erhaltene Fußspuren (Olduvai-Schlucht im ostafrikanischen Grabenbruch, heutiges Tansania), die den aufrechten Gang dieser Gattung belegen. Auch die Gattung Homo trat etwa zur gleichen Zeit wie der Australopithecus erstmals in Ostafrika auf; von dort erfolgte die Ausbreitung nach Europa (zwei Mio. Jahre alte Funde im »Massif Central« in Frankreich), nach Asien (vor ca. 2,7 Mio. Jahren) und nach Amerika (vor ca. 30 000 Jahren). Die Forschungsrichtung der Paläogenetik (Bearbeitung archäologischer Fragen mithilfe der Molekulargenetik) belegt für den modernen Menschen (Homo sapiens) den Weg aus Afrika vor ca. 70 000–50 000 Jahren ins westliche Asien, wahrscheinlich von dort aus vor ca. 40 000–30 000 Jahren nach Europa. Und vor ca. 20 000–15 000 Jahren nach Amerika. Von diesen Ausgangspunkten weg entwickelte sich – im Wechselspiel mit den umgebenden Lebensbedingungen über viele, viele Generationen hinweg – das Gehirn zu seiner heutigen Größe und Gestalt.

Nach dem heutigen Wissensstand wird die Entwicklung des aufrechten Ganges, die das Freiwerden der oberen Extremitäten zur Folge hatte, als Voraussetzung für die Werkzeugproduktion betrachtet. Diese Entwicklung beruht auf einer Klimaveränderung in Ostafrika, die zur partiellen Umwandlung einer Wald- in eine Steppenlandschaft führte: Aufgrund tektonischer Verschiebung (ostafrikanischer Grabenbruch, ein Teil davon ist die heutige Olduvai-Schlucht) änderten sich die ökologischen Bedingungen. Es gab auf der einen Seite des Bruches Waldgebiet und auf der anderen Seite kam es zur Versteppung. Die Lebensbedingungen änderten sich somit für jenen Teil der Population, die das entstehende Steppengebiet bewohnte. Hier war nicht mehr die Kompetenz des Kletterns, sondern der großflächige und weitreichende Überblick über die Umgebung wichtig, der durch die aufrechte Körperhaltung gewonnen werden konnte. Durch die Aufrichtung wurden die oberen Extremitäten frei für andere Funktionen (wie beispielsweise für komplexere Tätigkeiten wie der Werkzeugherstellung). Kletternde Baumbewohner entwickelten sich zu aufrecht gehenden Bodenbewohnern mit komplexen manipulativen Fähigkeiten, die in kooperativer Tätigkeit zum Einsatz kamen. Kommunikation unterstützte, begleitete und verbesserte die Kooperation.

Diese Entwicklung steht in unmittelbarer Wechselbeziehung zur Gehirnentwicklung, die heute recht gut durch Schädelfunde dokumentiert ist. Unser Gehirn ist ein Produkt der Phylogenese und entstand in der Auseinandersetzung vieler Generationen von Individuen mit ihrer Umwelt. So wie wir bereits in früheren Abschnitten zur Ontogenese den Prozess der Selbstorganisation auf der Grundlage biologischer Voraussetzungen beschrieben haben, können wir diese Aussage in ähnlicher Weise für die Phylogenese (Tier – Mensch – Übergang in der Entwicklung zum Menschen) wiederholen: Struktur und Funktion entstanden in einem Entwicklungsprozess, der durch die Tätigkeit bestimmt wurde; pointiert formuliert: »Die Hand hat das Gehirn erschaffen« (F. ENGELS). Die wesentlichen Elemente dieses Prozesses waren

- Die *quantitativen Veränderungen:* Die Vergrößerung des Gesamtvolumens erfolgte vor allem zugunsten bestimmter Hirnanteile:
  - o Vergrößerung des Okzipitallappens zur Verarbeitung der visuellen Erfahrungen
  - o Vergrößerung des Frontallappens zur Steuerung von Willkürbewegungen und zur Handlungsplanung
  - o Vergrößerung des Temporallappens zur Verarbeitung akustischer Informationen, insbesondere der Lautdifferenzierung bei der Entwicklung der Sprache.
- Die *qualitativen Veränderungen:* Die Differenzierung der Nervenzellen und ihrer Verbindungen in den genannten Regionen, insbesondere die Zunahme der intracorticalen Verbindungen und die Ausbildung der Assoziationsfelder der Hirnrinde.

Resultat dieses Prozesses ist das menschliche Gehirn, das Gehirn des Homo sapiens, wie wir es heute kennen; seine allgemeinen Charakteristika sind: a) Die Existenz der Großhirnrinde als höchste Regulationsebene, b) die Quantität der tertiären Rindenfelder (Assoziationsfelder, die die Kooperation verschiedener Zonen des Gehirns ermöglichen), die beim menschlichen Gehirn mehr als

50 % der Hirnrinde umfassen, sowie c) die Fähigkeit der Hirnrinde, in der Ontogenese »funktionale Hirnorgane« (LEONTJEW) als Produkte des gesellschaftlichen Lebens zu bilden.

Das Wissen über die Arbeitsweise des menschlichen Gehirns hat sich in den letzten 30 Jahren dramatisch verändert. Während die Neurowissenschafter bis gegen Ende des 20. Jahrhunderts darauf angewiesen waren, theoretische Annahmen aufgrund von Schädigungen des Gehirngewebes zu überprüfen, ist es mithilfe der modernen bildgebenden Verfahren (Neuroimaging) möglich geworden, die Tätigkeit des Gehirns ohne Eingriff in den lebenden Organismus sichtbar zu machen.

Im 18. Jahrhundert gab es zwei gegensätzliche Auffassungen über die Funktionsweise des ZNS: Die Lokalisationstheorie nahm an, dass bestimmte (komplexe) Funktionen an bestimmten Stellen des Gehirns lokalisiert sind; ein Beispiel dafür ist die »phreonologische Karte« von Franz Josef GALL, die um 1800 in Wien entwickelt wurde. Die holistische Theorie stützte sich auf die Annahme, dass alle Funktionen vom Gehirn als Ganzes erbracht werden. Am Ende des 19. und am Anfang des 20. Jahrhunderts wurden von der klassischen Neurologie (z. B. BROCA, Beschreibung des Sprachzentrums) Belege für die Lokalisationstheorie erbracht: Wenn ein bestimmtes Gehirnareal geschädigt wird, kommt es zu charakteristischen Ausfallsbildern (z.B. Sprachstörung). Dies führte zu dem Rückschluss, dass die nunmehr beeinträchtigte Funktion an der geschädigten Stelle liegen muss. Allerdings konnte auf diese Weise nicht festgestellt werden, ob nicht außer dieser auch andere Zonen zur Erbringung der Funktion notwendig sind. Und genau in diese Richtung entwickelte sich unser Wissen weiter. Das moderne Konzept der *dynamischen Lokalisation*[21], das auf die Forschungen PAWLOWs zurückgeht, war zur Zeit seiner Formulierung in der ersten Hälfte des 20. Jahrhunderts noch eine Theorie, die durch psychophysiologische Forschungen nach Hirn-

---

21   LURIJA (1992)

verletzungen[22] in wachsendem Umfang gestützt wurde. Heute, auf der Grundlage des Neuroimaging (insbesondere funktionelle Magnetresonanztomographie und funktionelle Magnetencephalographie, aber auch Positronenemissionstomographie), besteht kein Zweifel mehr an der Tatsache, dass die Tätigkeit des Gehirns so organisiert ist, dass bestimmte Gebiete (primäre Rindenfelder) auf einzelne – basale – Funktionen spezialisiert sind (z. B. die Projektionsfelder des Sehzentrums und des Hörzentrums verarbeiten sinnesspezifische Impulse), während komplexe Funktionen (z.B. Schreiben, einen Gegenstand benennen etc.) durch die Kooperation einer Vielzahl von Arealen realisiert werden (s. später *funktionales Hirnorgan*, LEONTJEW 1973[23]). Dies kann auch als Synthese der beiden historischen Theorien verstanden werden.

6.2. Die zerebrale Funktion

Die Tätigkeit des Gehirns ist nie isoliert zu sehen; sie ist stets Teil eines Gesamtsystems, das neben dem ZNS auch periphere Anteile (Sinnesorgane, Bewegungsapparat) einschließt. Somit ist jede Tätigkeit des Gehirns Teil der Tätigkeit des Organismus, die (in dieser oder jener Form) auf die Umwelt orientiert ist.

Definition: Die zerebrale Funktion ist – selbst komplex strukturiert – Teil eines funktionellen Systems, das eine bestimmte Anpassung des Organismus bezüglich einer biologischen oder psychischen Aufgabe realisiert; es besteht aus einem hoch differenzierten Komplex austauschbarer Elemente (LURIJA).

---

22 Das neuropsychologische Hauptwerk LURIJAs, 1969 auf russisch erschienen, trägt den Titel »Die höheren kortikalen Funktionen des Menschen und ihre Störungen bei örtlichen Hirnschädigungen«

23 Erste Darstellung des Konzepts »funktionelles Hirnorgan« im Rahmen eines WHO-Seminars, Mailand 1959

Die untrennbare Beziehung zwischen dem zentralen Apparat des ZNS und der Peripherie des Organismus steht im Zentrum dieser Sichtweise. Die zerebrale Funktion ist durch afferente und efferente Leitungen mit der Peripherie verknüpft. Bei manchen Tätigkeiten aus dem Bereich der Bewegung oder Wahrnehmung ist diese Verknüpfung evident. Bei anderen – psychischen Tätigkeiten – fehlt diese Evidenz und der Zusammenhang ist nur mehr über die Betrachtung der Entwicklung der Funktion zu erschließen, die den Stellenwert des motorischen Anteils (efferent und afferent) klarlegt. Der endgültigen Form ist der Stellenwert, den die sinnlich-praktische Tätigkeit im Entwicklungsprozess hatte, meist nicht mehr anzumerken: das Denken entwickelt sich aus der konkreten äußeren Handlung durch Verkürzung und Interiorisation (vgl. Wygotski, Piaget). Einige Beispiele sollen den Gedanken illustrieren:

- Teil des mathematischen Denkens (einer psychischen Tätigkeit) ist der Mengenbegriff, der in der Entwicklung des Kindes durch das konkrete Hantieren mit Mengen entsteht.[24]
- Die Differenzierung von Tonhöhen, die wir als rein psychische Tätigkeit verstehen, erfolgt unter Mitwirkung der Stimmmuskulatur (Einstellung des Stimmapparates auf die gehörte Tonhöhe) (»inneres Mitsingen«).
- Verfolgt ein Sportler auf dem Bildschirm eine sportliche Betätigung (z. B. Schirennen), so kann durch das Elektromyogramm nachgewiesen werden, dass er beim Zusehen seine eigenen Muskeln unmerklich aktiviert. (Wird im Sport als Trainingsmethode genutzt – *motor imagery* oder mentales Training!).
- Beim Schreiben eines Diktats erfolgt, insbesondere bei komplizierteren Worten, ein Mitartikulieren.

---

24   PIAGET (1969)

Betrachten wir die innere Struktur einer cerebralen Funktion anhand eines Beispiels. Die Abbildung 12 ist eine modellhafte Darstellung der Funktion »schreiben nach Diktat«: die akustischen (sprachlichen) Signale werden durch das Gehörorgan (symbolisiert durch die Ohrmuschel) aufgenommen und an das Zentralnervensystem weitergeleitet. Die verschiedenen Blöcke stellen die Funktionssysteme (Analysatoren) für die akustische, optische und motorische (modale) Verarbeitung dar, die durch intermodale Prozesse verbunden sind. Die Hand symbolisiert den Bewegungsvorgang, dessen Effekt über das externe (optische) und interne (kinästhetische) Feedback an das ZNS rückgemeldet wird. An der Analyse der akustischen Signale (Phoneme) ist überdies die Artikulation beteiligt.

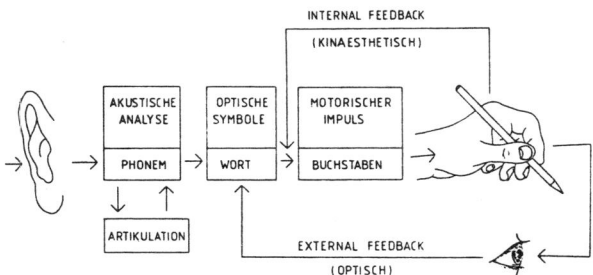

Abb. 12: Modell der Funktion »schreiben nach Diktat«

Die gesamte Funktion besteht also aus einer Kette aufeinanderfolgender *Elementarprozesse – modaler und intermodaler* (s. Abschnitt 9.2): akustische Analyse, auditiv-visuelle Integration, visuelle Verarbeitung, visomotorische Integration, motorischer Impuls. Die zentralnervösen Anteile, die im Modell durch die Blöcke symbolisiert sind, kooperieren untereinander und mit Funktionselementen in der Peripherie.

Der Zusammenhang zwischen Zentrum und Peripherie, der im Begriff des funktionellen Systems integriert ist, wurde an der kleineren Einheit des *Analysators* von PAWLOW[25] (ursprünglich im Bereich der Wahrnehmungsfunktionen) ausgearbeitet.

Definition: Ein Analysator ist ein Funktionssystem, in dem Peripherie (Sinnesorgan, Muskel) und Zentrum (Hirnrinde) miteinander verbunden sind.

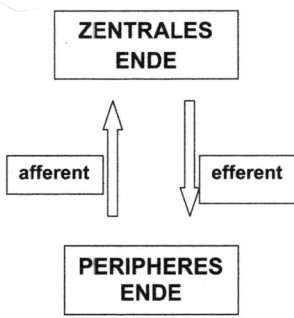

Abb. 13: Grundstruktur des Analysators

Die Grundstruktur eines Analysators (Abb. 13) ist durch drei Elemente bestimmt: das zentrale Ende, das in der Hirnrinde liegt; die Leitungsbahnen; das periphere Ende, das die Verbindung zur Umwelt durch Wahrnehmung oder Bewegung realisiert. Diese Elemente sind in sich differenziert:

- Das zentrale Ende besteht aus dem Projektionsfeld, das die Nervensignale aus der Peripherie unmittelbar empfängt und den Assoziationsfeldern, die für die Kooperation mit anderen Teilen des Gehirns und damit für die höhere Verarbeitung zuständig sind.

---

25   PAWLOW 1910 (1972)

- Die Leitungsbahnen: jeder Analysator verfügt über Leitungsbahnen in beiden Richtungen – afferent und efferent. Die
  Hauptleitungsrichtung des motorischen Analysators, der für
  die Realisierung von Bewegungen zuständig ist, ist efferent,
  er verfügt aber gleichzeitig über eine zweite – afferente –
  Leitungsrichtung, die als Reafferenz bezeichnet wird und die
  der Kontrolle der Bewegungsausführung dient. Für einen
  Analysator mit primär afferenter Leitungsrichtung (Wahrnehmung) gilt das Umgekehrte (Reefferenz zur Feinabstim-
  mung des Sinnesorgans auf die aktuellen Wahrnehmungsbedingungen). Dieses Funktionsprinzip der doppelseitigen
  Verbindung von Peripherie und Zentrum wurde 1935 von
  Anochin beschrieben und 1950 von Holst und Mittelstadt
  wiederentdeckt und als »REAFFERENZPRINZIP« bezeichnet.
- Das periphere Ende des Analysators ist ein Sinnesorgan
  (perzeptiver Analysator) oder eine Muskelgruppe (motorischer Analysator). Das Sinnesorgan leistet die (meist mehrstufige) Verarbeitung eines Umweltreizes und wandelt ihn
  in einen Nervenimpuls um. Der Muskel empfängt einen
  Nervenimpuls und wandelt ihn in eine Bewegung um.

Die allgemeinste Formulierung des Zusammenhanges von Zentrum und Peripherie im Kontext des Bezugs zur Umwelt findet
sich im Begriff »**funktionelles System**«:

> »*Breite funktionelle Vereinigung unterschiedlich lokalisierter
> Strukturen und Prozesse zur Erreichung eines abschließen-
> den (Anpassungs-)Effektes.*«[26]

Dieses Konzept umfasst die Kooperation mehrerer Analysatoren
(wie im Beispiel der Funktion »schreiben nach Diktat«) ebenso

---

26   ANOCHIN (1978)

wie autonome Funktionssysteme. Manche funktionelle Systeme realisieren Funktionen mit hoher, andere mit niedriger Flexibilität. Einige Beispiele sollen das Konzept erläutern:

Die Funktion der *Atmung* hat wenige Freiheitsgrade, da sie nur über wenige Muskelgruppen – Zwerchfell, Zwischenrippenmuskel – realisierbar ist. Ein anderes Beispiel ist der Vorgang des *Schluckens*, der durch ein funktionelles System realisiert wird, an dem verschiedene zentralnervöse Zonen (frontaler und parietaler Cortex, Hirnnervenkerne IX, X und XII), auf- und absteigende intra- und extrazerebrale Bahnen und die Muskulatur von Mund, Zunge, Gaumen und Schlund beteiligt sind; dieses funktionelle System ist bereits in der Schwangerschaft (ab dem 2. Trimenon) funktionsfähig und besitzt in der motorischen Umsetzung eine etwas größere Zahl von Freiheitsgraden, die in der neurologischen Rehabilitation von Schluckstörungen genutzt werden können. Ein drittes Beispiel ist die *Fortbewegung* im Raum, die durch den motorischen Analysator in Kooperation mit mehreren perzeptiven Analysatoren realisiert wird – sie besitzt eine große Anzahl von Freiheitsgraden, da ein Punkt im Raum über unterschiedlichste Bewegungsformen erreicht werden kann und somit bei der Erreichung des Bewegungszieles große Flexibilität gegeben ist.

Bei der Realisierung komplexer zerebraler Funktionen – das Beispiel »schreiben nach Diktat« gehört dazu – wirken die zentralen Enden mehrerer Analysatoren zusammen. Diese Kooperation ist das Ergebnis eines Lern- und Übungsprozesses, der schließlich zu einer stabilen funktionellen und strukturellen Verknüpfung führt. LEONTJEW bezeichnet ein solches funktionelles System ein **»funktionales Hirnorgan«**[27] und beschreibt seine Merkmale: Die Verbindungen im Cortex

a) entwickeln sich in der Ontogenese,
b) sind relativ beständig,

---

27   LEONTJEW (1973)

c) weisen eine gewisse Plastizität durch die Möglichkeit des Er-
   satzes
einzelner Elemente auf.

Ad a) Die Kooperation der beteiligten Analysatoren (visuell,
       akustisch, motorisch) entwickelt sich in den ersten Le-
       bensmonaten, die Verknüpfung mit sprachlichen Leis-
       tungen (Wortverständnis, Schrift) wesentlich später.
Ad b) Sind diese intrazerebralen Verbindungen ausgebildet,
       so bleiben sie lange Zeit erhalten (»schreiben verlernt
       man nicht«).
Ad c) Bei Ausfall eines Kettengliedes zerfällt die gesam-
       te komplexe Funktion; sie kann jedoch durch Ersatz
       dieses Elementes wiederhergestellt werden. Wenn
       die Funktion des Lesens durch Erblindung verloren
       geht, kann die optische Wahrnehmung durch die tak-
       tile (Braille-Schrift) ersetzt werden, ohne die gesamte
       Funktion »lesen« neu aufzubauen. Dieser Gedanke ist
       von zentraler Bedeutung für Rehabilitation und Behin-
       dertenpädagogik!

6.3. Funktionselemente in der Tätigkeit des ZNS

Die vorhergehende Darstellung zerebraler Funktionen im
menschlichen Gehirn bezieht sich auf eine bereits recht komplexe Ebene. Die Funktionsprinzipien, die diesen funktionellen
Systemen – so auch dem »funktionalen Hirnorgan« als spezifisch
menschliche Neubildung – zugrunde liegen, sind jedoch auf bereits viel niedrigeren Stufen der Phylogenese entstanden. Sie sind
gewissermaßen die Bindeglieder, die den Menschen mit anderen
Lebewesen verbinden. Man könnte sie auch als Bausteine betrachten, die bereits auf den Stufen der einfacheren Organisation
des Lebens vorhanden sind, beim Menschen aber Bestandteile

einer komplexen funktionellen Struktur werden, die sie zu etwas »Neuem« macht.

6.3.1. Die vorgreifende Widerspiegelung[28]

In der unbelebten Natur existieren Ereignisse, die in gesetzmäßiger Regelmäßigkeit ablaufen; ANOCHIN spricht von »sich wiederholenden Reihen aufeinanderfolgender Einwirkungen« und nennt die Abfolge der Tages- und Jahreszeiten und die Ereignisfolge der Entstehung eines Gewitters als Beispiele. Diese Elemente der Raum-Zeit-Struktur der unbelebten Natur bestimmen die Lebenssphäre der Organismen. »Grundlage für die Entwicklung des Lebens und seiner Beziehungen zur äußeren Welt sind diese sich wiederholenden Einwirkungen. ... Schon in den frühesten Etappen der Evolution entwickelte das Protoplasma die Möglichkeit, in den Mikrozeitintervallen seiner chemischen Reaktionen jene aufeinanderfolgenden Ereignissee der Außenwelt widerzuspiegeln ... nicht passiv, sondern aktiv widerzuspiegeln, wobei es ... die sich wiederholenden Erscheinungen der äußeren Welt vorwegnahm ... und entwickelte auf diese Weise den einzig möglichen Weg der Anpassung des Organismus an die Außenwelt« (ANOCHIN).

Vorgreifende Widerspiegelung bedeutet also die Fähigkeit jedes Lebewesens, sich an die Umwelt »anzupassen«, d. h. die eigenen Lebensprozesse mit Vorgängen in der Umwelt in Übereinstimmung zu bringen. »Anpassung« bedeutet, den Organismus rechtzeitig auf künftige Ereignisse einzustellen, also *Künftiges vorbereitend vorwegzunehmen*. Ereignisabfolgen müssen anhand ihrer »Vorboten« identifiziert werden – genau das meint der Begriff »vorgreifende Widerspiegelung«. Diese Fähigkeit besitzt bereits der Einzeller, in besonderem Maße aber das Nervengewebe.

---

28   ANOCHIN (1978; Orig. 1962)

»Man kann das Zentralnervensystem als hoch spezialisiertes Substrat betrachten, das sich als Apparat der maximalen, raschesten Vorwegnahme der wiederholt aufeinanderfolgenden Erscheinungen der Außenwelt entwickelt hat« (ANOCHIN). Anochin schlägt dann die Brücke zu den höheren Lebewesen: »Der bedingte Reflex ist die spezialisierte Form des gleichen Prozesses.«

6.3.2. Reflexe (PAWLOW)[29]

Mit dem Begriff »Reflex« wird im allgemeinen Sprachgebrauch eine Reaktion beschrieben, deren stereotyper und automatischer Charakter betont werden soll. PAWLOW, einer der Begründer der Reflexlehre am Anfang des 20. Jahrhunderts, verstand den Begriff etwas anders:

Definition: Reflexe sind beständige Verbindungen der inneren und äußeren Reize mit bestimmten Tätigkeiten der arbeitenden Organe (PAWLOW 1922).

Zwar betont die Bezeichnung »beständige Verbindung« die Stabilität des Zusammenhangs zwischen dem (äußeren) Ereignis und der Reaktion des Organismus, schließt aber nicht unbedingt Unveränderlichkeit und Stereotypie ein. Ein innerer oder äußerer Reiz führt durch Vermittlung des Nervensystems zur Tätigkeit eines Organs (Muskelkontraktion, Drüsensekretion etc.). Dieser Zusammenhang kann sich in der Phylogenese entwickeln und ist dann für das einzelne Individuum bereits eine Voraussetzung seines Lebens – *angeborener (oder unbedingter) Reflex* (z.B. Kniereflex, Lidschlussreflex); andere Reflexe entstehen im Laufe des individuellen Lebens – *erworbene (oder bedingte) Reflexe.*

---

29   PAWLOW (1972; Orig. 1910)

Ein Beispiel für die Ausbildung eines bedingten Reflexes ist das Modell des »Pawlow'schen Hundes«: Auf der Grundlage eines unbedingten Reflexes (Nahrung als äußerer Reiz bewirkt Produktion des Magensaftes = Tätigkeit der Magenschleimhaut) wird durch häufige gleichzeitige Darbietung des unbedingten Reizes (Nahrung) mit einem neutralen Reiz (Glockenton) der neutrale Reiz Signalfunktion erhalten. Dieses Signal (bedingter Reiz) ist nun imstande, die Magensaftproduktion auszulösen. Dieser Vorgang (die Entwicklung bedingter Reflexe, »Konditionierung«) ist an die Existenz der Hirnrinde gebunden. Bedingte Reflexe können gelöscht werden, wenn der Signalreiz längere Zeit vom unbedingten Reiz entkoppelt wird; sie können jedoch nach einer kurzen Lernphase wiederum etabliert werden.

Bedingte Reflexe tragen zur Anpassung des Organismus an künftige Ereignisse bei und sind somit – auf höherem Niveau – Mechanismen der »vorgreifenden Widerspiegelung«. Bedingte Reflexe sind insbesondere in den frühen kindlichen Entwicklungsphasen ein wichtiger Mechanismus des Lernens (s. später). Zahlreiche komplexe Vorgänge, deren innere Struktur nach Abschluss der Entwicklung nicht mehr offensichtlich ist, können auf der Grundlage der Ausbildung bedingter Reflexe erklärt werden: So zum Beispiel die entwickelte Form optischer Entfernungs- und Größenwahrnehmung, die auf dieser Grundlage durch die Kombination von optischem Bild, Tast- und Bewegungswahrnehmung, Entfernungsüberwindung etc. entsteht. In diesem Sinne ist der bedingte Reflex ein zentraler Funktionsmechanismus höherer Nervensysteme.

6.3.3. Signalsysteme (PAWLOW)

Die Arbeitsweise des Zentralnervensystems auf der Grundlage bedingter Reflexe, bei denen einfache sensorische Reize (Lichtreiz, Ton) die Signalfunktion übernehmen, bezeichnet PAWLOW als *1. Signalsystem.* Das menschliche Gehirn besitzt die Möglichkeit, auch Symbole (Bilder, Zeichen, Worte) als Signale/bedingte Reize zu verarbeiten. Sobald das Kind in seiner Entwicklung die »semiotische Funktion« (Verarbeitung von Symbolen, Zeichen gesellschaftlichen Ursprungs) erworben hat, kann das Symbolbild »Messer, Gabel« (später auch das Schriftbild »Restaurant«) als bedingter Reiz (Signalreiz) fungieren und Speichelsekretion auslösen (nachdem durch Erfahrung der entsprechende bedingte Reflex etabliert wurde). Pawlow bezeichnet diese Arbeitsweise als *2. Signalsystem.* Das 2. Signalsystem ermöglicht auf der Grundlage der Symbole (Zeichen) die »Handhabung« von Gegenständen, unabhängig von der an ihre Anwesenheit gebundenen sinnlichen Wahrnehmung. Damit ist auch die vorgreifende Widerspiegelung auf einer qualitativ neuen Stufe möglich.

Mit dieser Darstellung der Arbeitsweise des Zentralnervensystems haben wir bereits eine Grenze überschritten, die eine qualitativ neue Form der Widerspiegelung markiert – die psychische Widerspiegelung. Die damit aufgeworfene Frage der Beziehung zwischen psychischen und physiologischen Vorgängen, die erkenntnistheoretische und philosophische Dimensionen einschließt, kann an dieser Stelle nicht weiter ausgeführt werden. Ich beschränke mich auf den nochmaligen Hinweis auf das bio-psycho-soziale Modell und die *Tätigkeitstheorie* (s. Abschnitt 1).

6.4. Prinzipien der Entwicklung der ZNS-Funktion

Rufen wir uns die Definition LURIJAs in Erinnerung (Abschnitt 6.2.2.), die eine zerebrale Funktion als Teil eines funktionellen Systems beschreibt, das einer Anpassungsleistung dient; fügen wir hinzu, dass eine solche Funktion mit dem Beginn des intrauterinen Lebens einer Entwicklung unterworfen ist, in der die Wechselwirkung von biologischen Voraussetzungen und sozial geprägten Umweltbedingungen im Zentrum steht. Wenn wir nun diesen Entwicklungsprozess in seiner allgemeinen Form betrachten, können wir folgendes Modell wählen:

Die zentralen Vorgänge der Funktionsentwicklung können durch die Darstellung von drei **Entwicklungslinien** abgebildet werden:

a) Differenzierung des biologischen Erbes:

Der Fokus dieser Entwicklungslinie liegt auf der strukturellen und funktionellen Entwicklung der biologischen Grundlagen des ZNS. Der Prozess der Selbstorganisation (s. Abschnitt 4.2. mikroskopisch-strukturelle Entwicklung, Organisationsphase) beschreibt, wie auf der Grundlage der biologischen Information der Nervenzellen in der Tätigkeit des Individuums (Prozess der Aneignung in Wechselwirkung mit der Umwelt) die Struktur des Nervensystems als funktionelles Netzwerk aufgebaut wird. Anhand der Ergebnisse der Deprivationsforschung ist deutlich geworden, dass auch hier der aktive Bezug des Individuums zu seiner (sozialen) Umwelt eine zentrale Rolle spielt. Dieser Prozess ist nicht mit der frühkindlichen Entwicklung abgeschlossen; vielmehr ist für verschiedene Funktionssysteme nachgewiesen, dass die Aktivität des Systems die entsprechenden Felder der Hirnrinde vergrößert.[30] Die Entstehung funktionaler Hirnorgane (s. Abschnitt 6.2.) stellt den nächsten Schritt in der Ausbildung komplexer Funktionen dar.

b) Ausbildung bedingter Reflexe

In den frühen Phasen der kindlichen Entwicklung, die bereits vorgeburtlich ihren Anfang nimmt, werden Erfahrungen durch die Ausbildung bedingter Reflexe gespeichert (Lernprozesse, Entstehung von Abbildern) und als Basis der weiteren Aneignung der Umwelt verfügbar gemacht.

---

30   Für das sensible Projektionsfeld s. MERZENICH, ALLARD et al. (1988), für die akustischen Rindenfelder s. O. SACKS (2008)

- Das Kind nimmt bereits vor der Geburt am Leben der Mutter teil. Akustische Reize der mütterlichen Umwelt (Stimmen, Musik) sind mit emotionalen Reaktionen der Mutter verknüpft und wirken sich auf hormonell-vegetativem Wege auf das Kind aus. Die wiederholte Erfahrung dieser Ereigniskombinationen fügt sich zu unterschiedlichen »Gesamteindrücken«.

- Nach der Geburt erfolgt die Absicherung von Bindung (Beziehung zur »Mutter«) durch die wiederholte Erfahrung, dass bestimmte Personen, die durch Geruch und Geschmack, später auch durch optische Bilder identifiziert werden, Missbefinden beseitigen und zu Wohlbefinden beitragen können. Auf diese Weise werden positive Emotionen etabliert.

- Dunkelangst entsteht durch die Erfahrung, dass mit Dunkelheit meist die Tatsache verknüpft ist, dass jene Personen, die Missbefinden beseitigen können, nicht (leicht) verfügbar sind. Auf diese Weise werden negative Emotionen etabliert.

- Die optische Raumwahrnehmung ruht auf einer Summe von Sinneseindrücken, die im Laufe der Entwicklung miteinander »verschaltet« und zu einem stabilen Gesamtbild verknüpft werden: die Abbildgröße eines Objekts auf der Netzhaut ergibt sich aus der Kombination von Objektgröße und Entfernung des Objekts (das Gesicht der Mutter kann man angreifen, den Mond nicht); Entfernung kann durch Bewegung (der Arme, der Augen, Fortbewegung im Raum) überwunden werden. Diese Erfahrungen fügen sich langsam zu stabilen Bildern.

c) Aneignung des gesellschaftlichen Erbes:
Viele Objekte der sozialen Umwelt des Kindes sind Produkte der menschlichen Gesellschaft. Dies trifft auch auf Objekte zu, die zwar natürlichen Ursprungs sind (wie beispielswei-

se ein Baum im Garten), aber im Kontext der menschlichen Gesellschaft eine spezifische Bedeutung erhalten haben. In besonderem Maße gilt das für all jene Objekte, die im Laufe der Menschheitsgeschichte – und erst durch diese – hergestellt wurden und als »Werkzeuge« Verwendung finden. All diese Objekte muss sich das Kind in seiner Entwicklung aktiv aneignen. Dieser Aneignungsprozess beginnt mit der sinnlich-praktischen Tätigkeit, schreitet fort zum Werkzeuggebrauch und zum Erwerb der Werkzeugbedeutung.

- Ein Löffel wird zuerst anhand seiner sinnlichen Eigenschaften (hart, kalt, glänzend) wahrgenommen. Durch den Werkzeuggebrauch des Erwachsenen (Füttern mit dem Löffel) lernt das Kind den Löffel als Werkzeug kennen und macht später die Erfahrung, dass es viele Arten (Form, Material) des Löffels gibt, wie diese hergestellt werden, wo man sie kauft etc.

- Ein Blatt Papier raschelt, ist weiß, kann zerknüllt werden (sinnlich-praktische Aneignung). Die Eltern zeigen dem Kind, dass man auf Papier zeichnen kann (Werkzeuggebrauch); in der Schule erfährt das Kind, dass es frühe Formen des Papiers bereits im Altertum gab und Papier heute aus Holz oder Textilresten in Fabriken hergestellt wird etc. (Werkzeugbedeutung).

- Worte sind »Werkzeuge«, die etwas bezeichnen, Sprache ist ein System solcher Werkzeuge und in ähnlicher Weise als Produkt der menschlichen Gesellschaft zu verstehen, das sich das Kind aktiv aneignen muss.

- Der Computer ist ein komplexes Werkzeug, das die Speicherung von Erfahrung und die Aneignung von Umwelt auf einer hohen Stufe ermöglicht.

- Kunst, Wissenschaft, Kultur im Allgemeinen sind Teil des gesellschaftlichen Erbes.

Auf allen drei Entwicklungslinien, die ihrerseits eng miteinander verwoben sind, steht »Aneignung« im Mittelpunkt – die aktive Auseinandersetzung des Kindes mit seiner Umwelt, die immer eine soziale Umwelt ist.

Kehren wir zur ersten Entwicklungslinie, der Differenzierung des biologischen Erbes, zurück und halten wir nochmals fest, dass die zerebrale Funktion immer als Teil eines komplexeren funktionellen Systems zu verstehen ist. Das Gehirn arbeitet nicht allein, sondern im Konzert mit anderen Teilen des Organismus. Wie kann dieser Zusammenhang aus der Perspektive des Entwicklungsprozesses dargestellt werden? ANOCHIN[31] wählt den Begriff der **Systemogenese,** um deutlich zu machen, dass nicht die Entwicklung/Reifung eines Organs, sondern die Entwicklung eines funktionellen Systems betrachtet werden muss, und fokussiert seine Betrachtung auf die Perinatalperiode: »Im Zusammenhang mit der Reifung der verschiedenen Strukturen des Organismus während der Embryonalentwicklung weisen jene Strukturen ein beschleunigtes Wachstum und eine beschleunigte Differenzierung auf, die für das Überleben des neugeborenen Tieres unter den für diese Tierart spezifischen Existenzbedingungen notwendig sind.« Nicht ein Organ reift als Ganzes, sondern jene Teile eines Organs, die mit Teilen anderer Organe zur Erbringung einer (lebensnotwendigen) Anpassungsleistung kooperieren. Zwei Beispiele ANOCHINs sollen dies deutlich machen:

- Die Saugfunktion, die in der ersten Periode des nachgeburtlichen Lebens für die Nahrungsaufnahme von zentraler Bedeutung ist, wird durch ein funktionelles System realisiert, an dem die Tastwahrnehmung im Mundbereich sowie die Mundmuskulatur (peripherer Anteil), die afferenten und efferenten Nervenfasern (Leitungsbahnen) sowie die Strukturen der zentralnervösen Koordination (zentra-

---

31   ANOCHIN (1978)

ler Anteil) beteiligt sind. Um die Saugfunktion abzusichern, reifen jene Faserteile der beiden beteiligten Hirnnerven (V. und VII. Hirnnerv), die zum Mundbereich ziehen, früher als jene Faserbündel, die zum Stirnbereich ziehen. Dasselbe gilt auch für die Kerne dieser Hirnnerven, die in der Medulla oblongata liegen und für die Muskelfasern des Mundbereichs.

• Die Greiffunktion ist in ihrer rudimentären Form (»Greifreflex«) bereits in den ersten Lebensstunden vorhanden und entwickelt sich bald zum »Willkürgreifen« weiter. Im Bereich des Unterarms ist die Innervation der Beugemuskeln, die zur Realisierung des Greifens erforderlich sind, früher abgeschlossen als die Innervation zahlreicher anderer Unterarmmuskeln. Anders formuliert: der Arm reift nicht als Organ, sondern jener Teil, der in den frühen Entwicklungsphasen zuerst zum Einsatz kommt, reift als Teil eines funktionellen Systems.

Die Ausbildung von **Schemata** (PIAGET): In der aktiven Auseinandersetzung mit Objekten der Umwelt erzeugt das Kind in sich Abbilder der Objekte und Abbilder seiner eigenen Tätigkeit. LEONTJEW beschreibt die Wechselbeziehung zwischen dem Individuum und seiner Umwelt allgemein als das System Subjekt – Tätigkeit – Objekt. In diesem System verändert das Subjekt durch seine Tätigkeit das Objekt, gleichzeitig aber auch sich selbst. Den zuletzt genannten Aspekt – die Veränderung des Subjekts im Prozess der Tätigkeit – beschreibt PIAGET mit den Begriffen der Entstehung und Modifikation von Schemata im Prozess der Assimilation/Akkommodation. Diese Abbilder der Objekte und der Tätigkeiten haben ein biologisches Substrat – Veränderungen im Gehirn – und eine psychische Seite – die Aneignung der Bedeutungen der Objekte und Tätigkeiten. Diese Schemata stehen für die späteren Aneignungsprozesse zur Verfügung. Ein Beispiel soll dazu dienen, diesen Gedanken verständlicher zu machen. Ein Säugling etwa im

4. Lebensmonat beobachtet ein Mobile über seinem Bettchen. Durch eine gezielte Bewegung seiner Hand setzt er das Mobile in Bewegung, freut sich über die bewegten und klappernden Gegenstände und wiederholt diesen Vorgang. Was läuft hier ab? Ein im Gehirn entstandener Bewegungsimpuls hat sensorische Reize (optische Wahrnehmung der Bewegung, akustische Wahrnehmung des Klapperns, Tastwahrnehmung des Mobile) zur Folge. Durch häufige Wiederholung des Vorganges bilden sich im Gehirn sensomotorische Spuren in all den genannten Bereichen ebenso wie in den emotionsverarbeitenden Strukturen aus, die das Abbild des Mobile (seiner verschiedenen Eigenschaften) und der eigenen Tätigkeit (durch Berührung in Bewegung setzen) konstituieren. Die hier betrachtete Funktion stellt den Grundbaustein zahlreicher weiterer Funktionen aus dem Bereich visuomotorischer Koordination und feinmotorischer Manipulation dar, wie beispielsweise das Bauen mit Bauklötzen, Puzzlelegen und später des Schreibens.

Schließlich ist noch die Entwicklung jener Funktionen zu betrachten, die wir als »höhere« oder »willkürliche« Funktionen bezeichnen. Wir folgen der Darstellung der *Interiorisation* nach WYGOTSKI.[32]

Definition: Alle cortical gesteuerten Funktionen sind in ihrer entwickelten Form auf menschlichem Niveau Resultat der Ontogenese, willkürlich und zeichenvermittelt ... Jede höhere Form des Verhaltens tritt in ihrer Entwicklung zweimal auf – zuerst als interpsychische Funktion und dann als intrapsychische Funktion.

Dies trifft auf alle Formen willkürlicher Wahrnehmung, Bewegung und erst recht auf alle »höheren Hirnfunktionen« (Aufmerksamkeit, Sprechen, Denken ...) zu.

---

32   WYGOTSKI (1985, Orig. 1930), s. auch KÖLBL (2006)

- Diese Funktionen sind nicht angeboren, sondern sie sind Produkte der Ontogenese.
- Willkürlichkeit ist charakterisiert durch einen vorausgehenden Planungs- und Auswahlprozess, der auch neurophysiologisch dargestellt werden kann. Die philosophische Dimensionen (z. B. von »Willensfreiheit«) bleibt hier außer Betracht.
- »Zeichen« (im Sinne WYGOTSKIs) sind psychische Strukturen, die in der Ontogenese erworben und in Kommunikations- und Denkprozessen eingesetzt werden – z. B. Gesten oder Worte, die als »Werkzeuge« dienen, um z. B. Bewegungen zu steuern.

Willkürlichkeit als intrapsychischer Prozess hat ihren Ursprung in der sozialen Kommunikation zwischen Erwachsenem und Kind, also in einem Vorgang, der zwischen zwei Personen – interpsychisch – abläuft: Die Steuerung der Aufmerksamkeit und der Bewegungen des Kindes erfolgt ursprünglich durch Gesten und Worte (= »Zeichen«) des Erwachsenen, später durch »Selbstaufforderung« des Kindes (externe, egozentrische Sprache), um schließlich über die »innere Sprache« des Kindes zum intrapsychischen Vorgang der »Selbststeuerung« zu werden. Das Endprodukt dieses Prozesses imponiert als »Willkürlichkeit«, deren Ursprung in der zwischenmenschlichen Kommunikation dann nicht mehr sichtbar ist.

Variabilität und Flexibilität sind Grundprinzipien normaler Entwicklung. »Varability ist the ability to vary« (B. TOUWEN). Funktionen, die in der Entwicklung zu einem bestimmten Zeitpunkt erstmals auftreten, sind vorerst nicht stabil (jederzeit und unter allen Bedingungen) verfügbar. Wenn das Kind heute einige Schritte auf einer ebenen Fläche macht, wird es dies wahrscheinlich eine Woche später, in der Umgebung anderer Personen, auf einem anderen Boden nicht mehr tun. Es dauert noch einige Wochen, bis diese Funktion »invariant« verfügbar ist. Für viele Funktionen in der Sprach- und Bewegungsentwicklung ist es typisch, dass sie nach einem ersten Auftreten einige Zeit »latent« sind, bis sie – langsam und schrittweise – in das Funktionsrepertoire eingegliedert werden. Für die normale Entwicklung ist es charakteristisch, dass unter erschwerten Bedingungen der Rückgriff auf frühere Entwicklungsniveaus möglich ist und eine Aufgabe unter Zuhilfenahme einer bereits »überholten« Kompetenz gelöst wird. Invarianz und Stereotypie sind Merkmale einer Funktions- und Entwicklungsstörung des Nervensystems.

7. Störungen und die Wiederherstellung von Funktionen

7.1. Dysfunktion

Als Oberbegriff für die Beeinträchtigung von Funktionen verwenden wir den Begriff »Dysfunktion«, der in seiner Allgemeinheit noch nichts darüber aussagt, ob eine Funktion gänzlich oder teilweise verloren gegangen ist, ob sie sich nicht ausreichend entwickelt hat, ob sie nur langsamer oder instabiler abläuft, als erwartet. Damit stellt sich wiederum ein bereits früher behandeltes Problem – die Beurteilung von »Normalität« (s. Abschnitt 2), die in diesem Bereich mit dem Begriffspaar »gesund/krank« vorgenommen wird. Trotz dieser andersartigen Begrifflichkeit darf aber nicht das Verständnis verloren gehen, dass es auch in diesem Bereich um die Anwendung von Wertmaßstäben geht! Es gibt keine absolute, allgemeingültige Grenze zwischen gesund und krank und somit auch keine eindeutige Grenze, an der eine Funktion zur Dysfunktion wird. So einfach die Klassifikation bei ausgeprägten Störungen ist, so problematisch kann sie am anderen Ende der Skala, bei leichtgradigen Abweichungen vom Erwarteten, werden. Wie also ist die Frage nach »gesund oder krank« zu beantworten, wenn wir uns nicht an Werten der Durchschnittsnorm orientieren wollen?

Im juridischen Rahmen, der den Anspruch auf gesetzlich vorgesehene Hilfeleistungen definiert, wird auf eine kategoriale Klassifikation oft nicht zu verzichten sein. Das soll uns aber nicht daran hindern, im wissenschaftlichen und auch im praktisch-medizinischen Rahmen von Rehabilitation anders zu denken. Hier geht es ja meist um die Frage, ob an einer Funktionsstörung in einem bestimmten Bereich therapeutisch weitergearbeitet werden soll oder nicht – ob diese Funktionsstörung schon als »geheilt«

betrachtet werden kann oder nicht. Zur Beantwortung dieser Frage können wir uns an der Definition von Entwicklung (s. Abschnitt 2) orientieren: Die Flexibilität des Individuums in seinem Wechselspiel mit der Umwelt steht im Zentrum. Wenn eine Funktionsstörung in einem Funktionsbereich diese Flexibilität (in relevanter Weise) beeinträchtigt, dann ist sie »behandlungswürdig«. Eine Dysfunktion, die diese Konsequenz nicht hat, kann vorerst unbeachtet bleiben. An dieser Stelle ist es nützlich, die Sichtweise der Weltgesundheitsorganisation einzubeziehen: »Funktionsfähigkeit ist ein Oberbegriff, der alle Körperfunktionen und Aktivitäten sowie Partizipation umfasst; entsprechend dient Behinderung als Oberbegriff für Schädigungen (Beeinträchtigung einer Körperfunktion oder -struktur), Beeinträchtigungen der Aktivität und Beeinträchtigung der Partizipation« (WHO 2005). Der eben dargestellte Zusammenhang bezieht sich also auf das Verhältnis zwischen einer Schädigung (Beeinträchtigung der Funktionen des Gehirns) und den Beeinträchtigungen von Aktivität und Partizipation.

Die modernen Methoden der Neuropsychologie, insbesondere die bereits besprochenen Verfahren des Neuroimaging, haben die Zusammenhänge zwischen der Tätigkeit bestimmter Hirngebiete und bestimmten Tätigkeiten des Menschen zweifelsfrei belegt. Dennoch besteht zwischen den drei Polen Gehirnstruktur – Gehirnfunktion – Tätigkeit des Menschen keine einfache 1 : 1-Beziehung. Anders formuliert: Die bildgebenden Verfahren, die eine Darstellung von Struktur und Funktion ermöglichen, lassen keine eindeutigen Rückschlüsse auf die Realisierung bzw. Störung psychischer Funktionen zu. Diese Diskrepanz ist einerseits auf die derzeitigen methodischen Mängel in der Darstellung von Gehirnstruktur und Gehirnfunktion (Bildgebung), andererseits aber auch auf die in der Komplexität der Gehirntätigkeit begründeten Möglichkeiten der Flexibilität und Kompensation zurückzuführen. Beispiele belegen diese Aussage in beiden Richtungen: Wir kennen Beispiele von umfangreichen – im Entwicklungsalter erworbenen

– morphologischen Defekten in der Struktur des Gehirns, die relativ geringen funktionellen Beeinträchtigungen gegenüberstehen. Ebenso wissen wir, dass deutliche Störungen kognitiver Funktionen – wie beispielsweise bei der Trisomie-21 oder beim Autismus – keine eindeutig definierbaren Korrelate in der Gehirnstruktur oder Gehirnfunktion aufweisen. Auch das (seltene) Krankheitsbild der alternierenden Halbseitenlähmung (Hemiplegia alternans), das bei Kindern stunden- bis tagelange, wiederkehrende Zustände schwerster Beeinträchtigung von Bewusstsein und Bewegungsfähigkeit (halbseitige Lähmung, Bewusstseinsstörung) mit nur relativ geringen nachweisbaren Zeichen von Störungen der Hirntätigkeit (regionale Durchblutungsveränderungen) verursacht, ist in diesem Kontext zu beachten. In der medizinischen Praxis – so z. B. in der Pädiatrie, der Neurorehabilitation – begegnen wir dennoch reduktionistischen Sichtweisen, die aus morphologischen (MRT) oder funktionellen (meist elektrophysiologischen) Befunden verbindliche Aussagen über die realisierbaren Funktionen im Bereich von Wahrnehmung, Tätigkeit, Kognition etc. ableiten und diese Aussagen mit Prognosen möglicher Entwicklung verknüpfen. Diese Aussagen unterschätzen die Komplexität und Kompensationsfähigkeit der Hirnfunktion und ignorieren die Interdependenzen innerhalb des bio-psycho-sozialen Kontextes. Dieser Umstand der relativen Unbestimmbarkeit kann aber nicht den Anlass dazu bieten, die Erkenntnisse der Neuropsychologie und damit den Zusammenhang zwischen Gehirntätigkeit und den Funktionen der Wahrnehmung und der Tätigkeit (Verhalten) zu leugnen. Die Antwort auf das scheinbare Paradoxon muss im Problem der unterschiedlichen Domänen (oder Ebenen) gefunden werden: die Funktion der biologischen Domäne ist eine notwendige, aber keine hinreichende Voraussetzung für das menschliche Leben; sie trägt die beiden anderen Domänen – die psychische und die soziale –, die in der Realisierung der Beziehung zur Umwelt die führenden Domänen sind und ihrerseits die biologische Domäne im Prozess der Selbstorganisation strukturieren und gestalten. Dies gilt für den Prozess der Entwicklung ebenso wie für den Prozess der Rehabilitation nach erworbenen ZNS-Läsionen.

Halten wir also fest, das der Begriff der Dysfunktion immer einer mehrdimensionalen Betrachtung bedarf und kehren wir dennoch wieder auf die biologische – die neurophysiologische und die neuropsychologische – Ebene zurück. Aus dieser Perspektive bedeutet Dysfunktion die Beeinträchtigung eines funktionellen Systems im ZNS (Beispiel: Schluckfunktion), bei komplexen Funktionen die Beeinträchtigung eines funktionalen Hirnorgans (Beispiel: Schreiben nach Diktat).

Eine Dysfunktion kann einerseits aus einer Störung der Entwicklung (*Deprivation*) resultieren. Da die Etablierung der biologischen Strukturen der Tätigkeit (Übung) bedarf, kann ein Mangel an Übung (s. Deprivationsforschung) zu einer unzureichenden Ausbildung der funktionalen Netzwerke, die die Funktion tragen, führen. Derartige entwicklungsbedingte Strukturmängel liegen in Größenbereichen, die mit heutigen Methoden nicht nachweisbar sind.

Die Zerstörung von Gewebsstrukturen (*Läsion*) ist die zweite große Ursachengruppe der Dysfunktion. Wie bereits früher beschrieben (s. Abschnitt 4.1.) können solche Läsionen vor, während oder nach der Geburt auftreten. Der Zusammenhang zwischen Läsionszeitpunkt und Läsionsfolgen wird durch WYGOTSKIJs Regel beschrieben: Eine umschriebene Läsion der Hirnrinde hat je nach Schädigungszeitpunkt unterschiedliche Konsequenzen; beispielsweise führt eine Schädigung des akustischen Rindenfeldes in der frühen Kindheit zu Störungen der Sprachentwicklung, dieselbe Schädigung im Erwachsenenalter wird die Sprachfunktionen nur marginal beeinträchtigen und kann eventuell auch durch höhere funktionelle Systeme kompensiert werden (WYGOTSKIJ). WYGOTSKIJs Grundgedanke zielt darauf, dass höhere (komplexere) Funktionen Produkte der Ontogenese sind, die auf den ursprünglichen (einfacheren) Funktionen aufbauen. Störungen dieser ursprünglichen (hier auditiv-sensorischen) Funktion werden sich daher in der höher entwickelten Sprachfunktion abbilden.

Aus der großen Zahl möglicher Läsionsursachen greife ich einige Ursachen heraus, die in der Praxis der Entwicklungsneurologie und der Neurorehabilitation relevant sind:

»Angeborene« Funktionsstörungen umfassen mehrere Ursachen. Die chromosomalen Störungen liegen in der Häufigkeitsverteilung von kindlichen Behinderungen unter 10 %. Die größte Gruppe – etwa die Hälfte – machen die prä- und perinatalen Läsionen (Sauerstoffmangel, Geburtstraumen – oft im Rahmen von Frühgeburtlichkeit – etc.) aus. Alle drei Ursachengruppen haben zur Folge, dass das Kind mit der entsprechenden Funktionsstörung in sein nachgeburtliches Leben eintritt.

»Erworbene« Funktionsstörungen treten zu einem späteren Zeitpunkt – nach der Geburt – auf. Auf diese Gruppe bezieht sich der Begriff *acquired brain injury*. Ursachen der erworbenen Läsion sind im Kindesalter zu etwa einem Drittel Hypoxie (Sauerstoffmangel vor allem durch Ertrinkungsunfälle) und etwa zur Hälfte Traumen (Gewalteinwirkungen bei Unfällen); der Rest entfällt auf entzündliche Erkrankungen des ZNS, kindliche Schlaganfälle etc. Bei erworbenen Funktionsstörungen ist davon auszugehen, dass die alterstypischen Entwicklungsschritte vor der Schädigung vollzogen wurden und somit ein altersentsprechendes Funktionsprofil vorhanden war und je nach Ort und Ausmaß der Läsion Funktionsverluste auftreten.

Wie ich bereits in einem früheren Abschnitt (Abschnitt 3.3.) ausgeführt habe, ist auf der Grundlage unseres heutigen Wissensstandes nicht mehr davon auszugehen, dass eine Dysfunktion im Allgemeinen und eine ZNS-Läsion im Besonderen als unveränderliche Konstanten der weiteren Entwicklung zu betrachten sind. Prozesse der Restitution spielen eine entscheidende Rolle.

7.2. Restitution

Die Sichtweisen über die Möglichkeiten der strukturellen und funktionellen Neuorganisation des Nervensystems nach Läsionen haben sich in den letzten Jahrzehnten dramatisch gewandelt. Das Wissen um die autopoetische Kompetenz des ZNS hat seinen Ausgang genommen von der Deprivationsforschung der 1970er-Jahre, die deutlich gemacht hat, dass die Inbetriebnahme eines funktionellen Systems eine der entscheidenden Voraussetzungen seiner strukturellen Entfaltung ist. Die strukturelle Entwicklung und Differenzierung des ZNS reicht nach heutiger Sicht weit in die Adoleszenz hinein und auch das erwachsene Gehirn besitzt die Fähigkeit, neuronale Stammzellen zu bilden. Dies hat weitreichende Konsequenzen für unsere Vorstellungen von der Wiederherstellung gestörter Funktionen. Es unterliegt heute keinem Zweifel mehr, dass die aktive Tätigkeit des Individuums Einfluss nimmt auf die strukturelle und funktionelle Reorganisation des Gehirns.

Folgende Prozesse können als Grundlage der Wiederherstellung gestörter Funktionen im Zentralnervensystem angenommen werden:

- Deblockierung: Bei akuten Läsionen werden im Umfeld des zerstörten Gewebes Nervenzellverbände in einen passageren Zustand der »physiologischen Inaktivität« (LURIJA) versetzt, an dem unter anderem vermutlich das perifokale Ödem beteiligt ist. Die funktionellen Ausfälle sind dadurch anfangs größer, als es dem tatsächlich zerstörten Gewebsareal entspricht. Durch multisensorische Zugänge zur blockierten Teilleistung (Deblockierungsmethode) kann eine Enthemmung der Inaktivität bewirkt werden.
- Regeneration von zerstörtem Gewebe: Neurone haben die Fähigkeit, Dendriten und Axone nach Gewebszerstörung neu zu bilden. Ähnlich wie in der Organisationsphase kommt

es zum Auswachsen von Fortsätzen und Ausbildung von Synapsen. Auch die Bildung neuer Neurone aus Stammzellen innerhalb des ZNS ist nachgewiesen. Es gibt mittlerweile ausreichende Anhaltspunkte für die funktionelle Nutzbarkeit dieser grundsätzlichen Neubildungsfähigkeit.[33]

- Reorganisation funktioneller Systeme: Die relative Plastizität funktionaler Hirnorgane (Abschnitt 6.2.) bietet eine Möglichkeit der Wiederherstellung einer Funktion, die durch Ausfall eines Kettengliedes desorganisiert wurde (Beispiel: Ersatz des optischen Analysators in der Funktion des Lesens durch den taktil-kinästhetischen Analysator). Die Variabilität der physiologischen Steuerungsstruktur einer Funktion ist eine grundsätzliche Möglichkeit des ZNS, die nach Läsion nutzbar ist (Beispiel: Aktivierung kontralateraler Hirnstrukturen zur Reorganisation einer Bewegung[34]).

- Änderung der neuropsychologischen Struktur: Wenn im Laufe der Entwicklung (Automatisation durch Übungsprozesse) die Steuerung von Funktionen an untergeordnete Steuerebenen des ZNS abgegeben werden, so kann dennoch der Kortex als höchste Steuerungsebene stets in den Funktionsablauf eingreifen (automatischer bzw. willkürlicher Ablauf).

Um diese Mechanismen der Restitution in Gang zu setzen bzw. fördern zu können, bedarf es spezifischer therapeutischer Strategien, die auf der Grundlage des Wissens über die Entwicklung von Funktionen beruhen: Komplexe Funktionen entstehen durch Wiederholung und Interiorisation (s. Abschnitt 6.4.) ursprünglicher äußerer Prozesse. Die *Wiederentfaltung und Exteriorisation* ermöglichen das Auffinden und den Ersatz des gestörten Elementarprozesses. Wiederentfaltung meint, eine Funktion, die in ihrem

---

33   PURVES (1994)
34   JUENGER et al. (2008)

automatisierten Ablauf verkürzt wurde, wieder in ihre Teileelemente und Einzelschritte zu »zerlegen« und der bewussten Kontrolle unterzuordnen. Exteriorisation meint, den Prozess der Interiorisation gleichsam umzukehren und die intrapsychischen Prozesse wieder zu interpsychischen Prozessen (Interaktion zwischen PatientIn und TherapeutIn) zu machen. Auf diese Weise wird die gestörte Funktion in die einzelnen Elementarprozesse zergliedert, so dass das gestörte Element erkennbar wird und ersetzt oder wiederhergestellt werden kann. Abschließend erfolgt durch Übung wieder die Interiorisation und Automatisation.

In der therapeutischen Arbeit ist jeweils zu berücksichtigen, dass die Wiederherstellung neurophysiologischer Steuerungsprozesse in einen für das Individuum sinnvollen Zusammenhang seines Lebens einzubauen und damit auf ein Motiv hin zu orientieren sind. Die Missachtung dieses Grundprinzips führt zu sinnentleerten, mechanisierten Übungsprogrammen.

7.3. Neurologische Rehabilitation

Der Begriff der neurologischen Rehabilitation wird in erster Linie auf die Wiederherstellung (Restitution) nach akuten Schädigungen, die im Rahmen medizinischer Institutionen (Krankenhäuser, Rehabilitationszentren, Ambulatorien) erfolgt, bezogen. Dennoch soll der Blick auf die chronischen Funktionsstörungen (»angeborene« Funktionsstörungen, Langzeitfolgen erworbener Funktionsstörungen), die lebensbegleitende Hilfen im Überschneidungsbereich von Pädagogik und Medizin erfordern, nicht verloren gehen, da sie auch der neurologischen Rehabilitation im weiteren Sinne zuzurechnen sind.

Ich beschränke mich an dieser Stelle auf die Darstellung einiger Eckpunkte, die für die neurologische Rehabilitation nach (akuten) erworbenen zerebralen Läsionen (*acquired brain injury*) im Kindesalter von zentraler Bedeutung sind.

»Rehabilitation zu betreiben heißt, die Lebenssituation eines Menschen als veränderbar zu begreifen.« Dieser Leitsatz verweist auf das bio-psycho-soziale Konzept und auf die Konzeption der Weltgesundheitsorganisation, die sich auf die Beeinträchtigung einer Körperfunktion ebenso bezieht wie auf die Beeinträchtigung von Aktivität und Partizipation (WHO 2005). Die Aufgabe von Rehabilitation ist es, nach Möglichkeiten der Veränderung in all diesen Bereichen zu suchen. Die aktuelle Unveränderlichkeit einer biologischen Dysfunktion schließt nicht aus, eine Veränderung/Verbesserung im Lebensumfeld anzusteuern. Oft ändert sich dadurch das gesamte Feld und eröffnet wieder neue Perspektiven, die auch wieder auf die biologische Domäne zurückwirken.

Definition: Rehabilitation zu betreiben heißt, Lern- und Entwicklungsprozesse von Menschen, die eine physische oder psychische Schädigung erlitten haben, so zu strukturieren, dass ihnen eine unbehinderte Teilnahme am gesellschaftlichen Leben möglich wird. Rehabilitation ist somit ihrem Wesen nach eine pädagogische Aufgabenstellung, die sich – entsprechend der Vielfalt möglicher Beeinträchtigungen auf der biotischen und psychischen Ebene – verschiedener Methoden bedienen muss und der interdisziplinären Kooperation bedarf.[35]

Aus dieser Definition sind folgende Konsequenzen abzuleiten:

- Nicht der biologische Defekt ist der Gegenstand der therapeutischen Arbeit in der Rehabilitation; die Aufgabe der TherapeutIn ist es, das Lernfeld und somit den Prozess der Autonomieentwicklung zu strukturieren und Lernanlässe zu nützen.
- Das Ziel der Rehabilitation ist die Wiedererlangung der Teilhabe am gesellschaftlichen Leben. Die Wiedergewinnung einzelner Funktionen ist insofern relevant, als sie diesem Ziel dient.

---

35   BERGER (1993)

- Rehabilitation ist Teamarbeit. Dies erfordert, dass ein multi-disziplinäres Team meist über lange Zeit um ein gemeinsam definiertes Problem (Rehabilitationsdiagnose) geschart und auf ein gemeinsames Ziel (Lebensplan, Lebenskompe-tenzen) orientiert werden muss.

Ausgangspunkt ist die *Rehabilitationsdiagnose*, die neben der Be-schreibung der Funktionsdefizite (isolierende Bedingungen) auch die individuellen Kompetenzen (Was kann das Kind?) und die pro-tektiven Faktoren (Umfeldressourcen, individuelle Stärken) um-fassen muss. Auch hier bietet das bio-psycho-soziale Modell den Bezugsrahmen für folgende Diagnosebereiche:

- Vitalfunktionen: Dieser Punkt steht in der Frühphase nach akuten Läsionen vorerst im Zentrum – Herz-Kreislauf-Funk-tion, Atmung, Aufnahme von Nahrung und Flüssigkeit, Aus-scheidung.
- Vigilanz: Nach schweren Gehirnläsionen besteht oft über längere Zeit eine Einschränkung des Bewusstseins.
- Bewegung und Wahrnehmung: Dies sind die »Werkzeuge«, die den Zugang zur Umwelt möglich machen.
- Kommunikation und Kooperation: Die Möglichkeit des Aus-tauschs mit anderen Menschen ist die Voraussetzung für die Teilhabe am gesellschaftlichen Leben und für die Wie-dererlangung des Selbstbildes.
- Bindung und Beziehung: Der Austausch mit anderen Men-schen ist – mehr als der Austausch mit der dinglichen Um-welt – eingebettet in emotionale Bedingungen, die in der individuellen Lebensgeschichte ausgebildet werden und die Möglichkeiten der Rehabilitation entscheidend mitbe-stimmen.

Die Vigilanz bestimmt in den frühen Phasen der Rehabilitation oft die Möglichkeiten des Austauschs mit der Umwelt. Die mög-liche Dauer der Perioden des Austauschs und die Ebenen, die für den Dialog zur Verfügung stehen – zwischen der sprachlichen als höchster und der biologisch-vegetativen als unterster Ebene – sind von der Wachheit und Bewusstseinslage des Kindes abhängig. Die Wahrnehmungsprozesse komatöser Menschen haben ihre organisierenden Bezugspunkte (z. B. Sprache, Erinnerung …) weitgehend verloren, das fehlende Orientierungsnetz muss – mit externer Hilfe – neu aufgebaut werden. Da der dialogische Austausch mit der Umwelt einen wesentlichen Beitrag zur Wiedergewinnung von Struktur in den Funktionen von Wahrnehmung und Bewegung leisten kann, ist des sinnvoll, allen Aktionen und Reaktionen (vegetativen und motorischen) des Patienten, die (auch im Koma) beobachtbar sind, Aufmerksamkeit zu schenken und sie im Gesamtkontext von Umweltereignissen und inneren Zuständen zu beobachten. *Minimal responsiveness* ist ein geeigneter Begriff, um die minimalen Reaktionsmöglichkeiten des Patienten in dieser Phase zu beschreiben und sie der strukturierten Beobachtung zugänglich zu machen. Basis dieses Zuganges ist das Postulat, dass es beim komatösen Menschen – analog zum Neugeborenen – Wahrnehmungs- und Bewegungsprozesse sowie vegetative Reaktionen gibt, die als Elemente des Austauschs mit der Umwelt zu werten sind, die aber nicht über »Bewusstsein« organisiert werden.

Der *Wiener Vigilanz-Score*[36] (WVS, VVS) ist ein geeignetes Instrument um Vigilanz/Wachheit im Verlauf der neurologischen Rehabilitation nach schweren Cerebralläsionen zu beurteilen. Die Beurteilung des Wachheitsgrades erfolgt in einem dialogischen Prozess, der sich auf jene Austauschprozesse stützt, die der Patient auf minimalem Niveau leisten kann. Diese Sichtweise unterscheidet sich von dem üblichen Stimulus-Response-Modell, in dem die Reaktionen des Patienten als bewusstseinsferne, quasi mechanische Reflexe verstanden werden. Der Subjekt-Status des Patienten in diesem Dialog schließt die Anwendung von Schmerzreizen aus.

---

36   BERGER (2001)

Tab. 2: Wiener Vigilanz-Score

BEOBACHTBARE TÄTIGKEITSFORM		PUNKTEWERT
Orientierungsreaktion	Keine	0
	auf vertraute Reize	1
	auf nicht vertraute Reize	2
Orientierungstätigkeit	keine	0
	auf vertraute Reize	1
	auf nicht vertraute Reize	2
Willküraktivität –		
gegenstandsbezogen	keine	0
	gelegentlich	1
	mehrmals täglich	2
Willküraktivität –		
personenbezogen	keine	0
	gelegentlich	1
	mehrmals täglich	2
Dauer d. Willküraktivität	< 30 Minuten	1
	> 30 Minuten	2

Ein Score-Wert von 10 Punkten beschreibt einen unauffälligen Vigilanzgrad, der Willküraktivität – bezogen auf Personen und Objekte – im Zeitumfang von mehr als 30 Minuten ermöglicht.

- Orientierungsreaktion[37]: Jeder neue oder bedeutungtragende Stimulus löst einen Orientierungsreflex aus, der sich in der Veränderung einiger physiologischer Parameter manifestiert. Als Orientierungsreaktion sind somit zu werten Veränderungen von vegetativen (Herzfrequenz, Atemfrequenz …) und/oder motorischen (Kopfbewegungen, Spontanmotorik …) Parametern, die kontingent zu einem äußeren Ereignis auftreten. Diese Veränderungen sind ungerichtet (s. Abschnitt 9.2.).

---

37   SOKOLOW (1963)

- Orientierungstätigkeit[38]: Aktive Aufmerksamkeit verbunden mit einer Stabilisierung vegetativer Funktionen (Atmung, Blutdruck). Orientierungstätigkeiten schließen elementare Bewegungen der Augen, des Kopfes, der Extremitäten ein und sind räumlich orientiert auf einen äußeren Reiz hin oder von diesem weg.

- Beide Funktionen – Orientierungsreaktion und Orientierungstätigkeit – treten bei vertrauten und bei bedeutungstragenden Reizen (vertraute Stimmen, vertrautes Spielzeug, vertraute Musik oder Stimme) früher und deutlicher auf als bei unvertrauten.

- Willkürtätigkeiten[39]: komplex organisierte Bewegungen, die Bewegungsplanung voraussetzen – Antizipation der Bewegungsrichtung und eliminierende Auswahl von Bewegungsvorstellungen. Wir unterscheiden zwischen objektbezogenen und personenbezogenen Willkürbewegungen. Die Dauer der Willkürtätigkeit ist ein Indikator für die Stabilität oder rasche Schwankungen des Vigilanzniveaus.

Die Anwendung des Wiener Vigilanz-Scores erfolgt in einem Teamprozess: Alle Mitglieder des Rehabilitationsteams tragen ihre Beobachtungen der vergangenen Zeitperiode (meist eine Woche) bei (Teamscoring). Das abschließende Ranking folgt dem Prinzip des Bestscoring: Der beste Wert, der in der Zeitperiode beobachtet wurde, gilt als aktueller Score-Wert. Somit ist der jeweils aktuelle Score-Wert keine zufällige Momentaufnahme, sondern ein kollektiver Längsschnitt, der auf die Zone der nächsten Entwicklung (s. Abschnitt 2) orientiert ist. Folgende Merkmale machen den Wiener Vigilanz-Score zu einem geeigneten Instrument in der neurologischen Rehabilitation von Kindern:

---

38   SIMONCV (1982)

39   WOHL (1977)

- Orientierung auf die Kooperation im Rehabilitationsteam
- Anwendbarkeit im Kindes- und Jugendalter – unabhängig von Kultur, Sprache oder Entwicklungsniveau, frei von Schmerzreizen,
- Orientierung am Subjektstatus des Patienten auf Grundlage des dialogischen Prinzips (Beziehungsaspekt, Differenzierung lebensbedeutsamer Stimuli, »aktives« Gegenüber im Dialog),
- Orientierung auf den nächstfolgenden Entwicklungsschritt des Rehabilitationsprozesses.

In der Regel durchlaufen Kinder nach schweren Cerebralläsionen einen Prozess der Restitution der Bewusstseinsfunktionen, der beim Koma oder Koma-nahen Zuständen beginnt und langsam – meist über mehrere Wochen (manchmal Monate) – bis zur völligen Wiederherstellung des Bewusstseins führt. Wenige Kinder verbleiben langfristig (über Jahre) auf niedrigen Bewusstseinsniveaus (*minimal responsiveness*, WVS < 7).

Kehren wir von der Beurteilung der Vigilanz zur Betrachtung des Rehabilitationsprozesses zurück. Die Frage, ob dieser Prozess planbar ist oder unbestimmbaren und zufälligen Einflüssen unterliegt, ist angesichts der großen Zahl von Variablen nur schwer zu beantworten. Zweifellos lässt das vielschichtige Beziehungsgeflecht zwischen biologischen, psychischen und sozialen Faktoren eine detaillierte Planung im engeren Sinne nicht zu. Überdies weist der Rehabilitationsprozess eine besondere Komplexität auf, die aus der großen Zahl beteiligter Personen und ihren unterschiedlichen Perspektiven resultiert. Zwischen der subjektiven Perspektive des Patienten und den professionellen Perspektiven des Rehabilitationsteams bestehen häufig Diskrepanzen und Spannungen. Die professionelle Perspektive ist an »objektiven« Gesetzmäßigkeiten der Entwicklung und Wiederherstellung von Funktionen orientiert, während für den Patienten die Funktionen dann relevant sind, wenn sie für die Erreichung bestimmter

Ziele oder für die Befriedigung von Bedürfnissen nützlich sind:
Gehübungen lohnen nur dann den damit verbundenen Aufwand,
wenn das Gehen im aktuellen Alltag oder in naher Zukunft nutz-
bringend eingesetzt werden kann. Bei Kindern ist dieser Zusammenhang meist besonders deutlich. In der Praxis bedeutet das,
die Gehversuche des Kindes dann – durch Substitution fehlender
Einzelkomponenten – zu unterstützen, wenn das Kind gehen will,
und nicht auf den Zeitpunkt zu verschieben, wenn das Gehen –
nach Absolvierung entsprechender Vorübungen – planmäßig an
der Reihe ist. Auf diese Weise kann der Patient zum handelnden
Subjekt des Rehabilitationsprozesses werden und aus der Rolle
des Objektes der Therapie heraustreten. Die Aufgabe der professionellen Experten besteht darin, das Lernfeld entsprechend
aufzubereiten und zu strukturieren und die erforderlichen substi-
tuierenden Hilfen zu geben. Dabei ist es wichtig, zu wissen, dass
die Motive aus dem realen Lebensumfeld des Patienten und aus
den Beziehungen zu Menschen stammen und nicht aus der »La-
boratmosphäre« des Krankenhauses.

Die Perspektive der Eltern der PatientInnen ist von zahlreichen, oft widersprüchlichen Einzelfaktoren geprägt: Schock und
Trauer über das aktuelle Ereignis, Veränderungshoffnungen bis
hin zum »Wunderglauben«, Schuldvorwürfe, Hoffnungslosigkeit,
Sorge um die künftige Bewältigung des gemeinsamen Lebens; all
das schafft widersprüchliche Situationen und auch dynamische
Prozesse, die weder mit den Interessen des Patienten gleich-
gesetzt werden noch unkritisch als nützliche und zielführende
Perspektive hingenommen werden können. Wir haben zur Beschreibung dieser Situation den Begriff »krankes System Familie«
eingeführt, um deutlich zu machen, dass eine akute oder auch
chronische Belastung zu verzerrten Abbildern der Wirklichkeit
innerhalb eines Systems führen kann. Sofern dieser Befund auf
eine Familie zutrifft, bedarf sie therapeutischer Hilfe. Dennoch
ist die Familie jenes soziale System, das in höchstem Maße über
die künftige Lebensweise des Patienten entscheidet und daher

intensiv und aktiv in den Prozess der Rehabilitation eingebunden werden muss. Die Tatsache, dass innerhalb dieses Systems wiederum verschiedene individuelle Perspektiven und Interessen wirksam sind, macht diese Aufgabe nicht leichter. Wir haben für diese Arbeit den Begriff *»Familienrekonstruktion«* gewählt, um deutlich zu machen, dass das komplexe System »Familie« unter neuen Bedingungen wiederhergestellt werden muss. Unsere Rolle ist die der Planung, Begleitung und Unterstützung des Prozesses der Rekonstruktion. Dieser Prozess ist einerseits auf das System »Familie« orientiert, andererseits müssen in diesem Prozess auch die gemeinsamen Perspektiven und Schritte der Rehabilitation des Patienten/der Patientin entwickelt werden. Die Eltern sind als höchst aktive und bestimmende Partner in den Rehabilitationsprozess einzubeziehen.

Um all diese »Perspektiven von Subjektivität« einzubinden, ist es nützlich, zwei Haltungen zu kombinieren: eine psychotherapeutische Haltung, die das Verstehen der inneren Dynamik von intrapsychischen und interpersonalen Prozessen in den Vordergrund stellt und eine »Expertenhaltung«, die auf dem Hintergrund von Sachwissen und Erfahrung die Dynamik des Rehabilitationsprozesses als stufenweisen Vorgang den Beteiligten erklärt. In diesem Kontext werden nächste Schritte vorgeschlagen, die Erarbeitung einer Lebensperspektive wird begleitet und moderiert, Vorschläge werden formuliert und begründet. Diese Strategie versetzt die handelnden Subjekte – Patienten und Angehörige – in die Subjektrolle und bietet gleichzeitig die erforderliche (pädagogische und therapeutische) Stützung.

Ebenso komplex sind die Perspektiven des therapeutischen Teams. In einem Team, das aus etwa 20 Personen besteht, die etwa zehn verschiedenen Berufsgruppen angehören, sind zahlreiche zentrifugale und auch widerstrebende Kräfte wirksam. Die Sachkompetenz, die in einem derartigen Team vereinigt ist, wirksam zu bündeln und mit den oben geschilderten Perspektiven von Subjektivität zu verknüpfen, ist eine der zentralen Aufgaben in der Rehabilitation. Die gemeinsame Perspektive muss in kollektiven und kooperativen Prozessen ständig neu erarbeitet werden. Dieser Aspekt von Planung ist von entscheidender Bedeutung für das Gelingen von Rehabilitation und kann durch das Arbeitsinstrument der *kooperativ-progressiven Rehabilitationsplanung*[40] (KPR) unterstützt werden: Planungsgegenstand ist die Veränderung der Lebenssituation des Patienten. Ausgehend von der Rehabilitationsdiagnose wird das Rehabilitationskonzept und die nachgeordneten Rehabilitationsziele entwickelt, aus denen die Rehabilitationsschritte abgeleitet werden.

Tab. 3: Rehabilitationsplanung

Kooperativ-progressive Rehabilitationsplanung (KPR)

REHABILITATIONSKONZEPT → LEBENSPLAN

REHABILITATIONSZIELE → LEBENSKOMPETENZEN (ADL-Konzept)

REHABILITATIONSSCHRITTE → FUNKTIONEN

Rehabilitationskonzept und Rehabilitationsziele entstehen in der Teamarbeit. Das Rehabilitationskonzept ist auf den LEBENSPLAN orientiert. Hier finden z. B. folgende Überlegungen ihren Platz:

- Kann der Patient/die Patientin in das familiäre Lebensumfeld zurückkehren? Werden die Ressourcen der Familie ausreichen, die Betreuung sicherzustellen?
- Ist es im Sinne der Überwindung isolierender Bedingungen sinnvoll und wünschenswert, dass das verfügbare familiäre System die Betreuung übernimmt?
- Ist es möglich, die strukturellen und organisatorischen Voraussetzungen zu schaffen, um einen integrativen Schulbesuch zu realisieren?

---

40   BERGER (2002)

Die Rehabilitationsziele werden an den LEBENSKOMPETEN-
ZEN orientiert, wie sie sich unter anderem auch in den verschiedenen ADL[41]-Modellen finden. Es sind jene Kompetenzen, die für
die Bewältigung des Alltagslebens – vorerst unter den Bedingungen des Krankenhauses – erforderlich sind. Sie verändern sich im
Verlaufe des Rehabilitationsprozesses kontinuierlich und liegen in
der »Zone der nächsten Entwicklung«.

Die Rehabilitationsschritte werden von den einzelnen Mit-
arbeiterInnen des Therapeutenteams aus der spezifischen Perspektive ihrer beruflichen Kompetenz entwickelt und sind an
einzelnen FUNKTIONEN orientiert. Diese Funktionen werden im
weiteren Verlauf des Rehabilitationsprozesses auf die Ebene von
Operationen (LEONTJEW) absinken – sie werden automatisiert
und interiorisiert werden.

7.4. Ethische Aspekte schwerer Funktionsstörungen

Von den Kindern, die nach schweren Cerebralläsionen zur neurologischen Rehabilitation kommen, schließen etwa 20 % den
Rehabilitationsprozess mit geringen oder keinen Defiziten ab.
Am anderen Ende der Skala steht die Gruppe jener Kinder, die
im Laufe der Rehabilitation sterben (ca. 3 %) oder langfristig in einem Zustand der hochgradigen Einschränkung des Bewusstseins
(Wachkoma, ca. 6 %) verbleiben. Da die langfristige Betreuung
von *Wachkoma*-Patienten immer wieder zu ethischen und ge-
sellschaftspolitischen Diskussionen Anlass gibt, sollen hier einige
grundsätzliche Aussagen formuliert werden: Langfristige Prognosen, die über einen Zeitraum von 3–6 Monaten hinausweisen,
sind in der neurologischen Rehabilitation von Kindern nur im Rahmen globaler Kategorien (»voraussichtlich geringe oder große

---

41   Acivities of daily life

Defizite«) möglich. Die Kategorie »Hoffnungslosigkeit« kann somit nicht fachlich begründet werden. Follw-up-Studien[42] zeigen, dass auch bei schweren Defiziten noch nach langer Zeit (oft nach Jahren) Verbesserungen von Funktionen auftreten können, ohne dass dies vorhersagbar oder ausschließbar wäre.

In der traditionellen Sichtweise wird Koma als Zustand vollständiger Bewusstlosigkeit (Unerweckbarkeit) verstanden, in dem auch ausgeprägte Schmerzreize ohne Reaktion bleiben oder lediglich ungezielte Abwehrbewegungen hervorrufen. Das neue – beziehungsmedizinische – Konzept über Komazustände beruht auf der Sichtweise, dass auch komatöse Menschen über Wahrnehmungs- und Bewegungskompetenzen verfügen, die nicht über »Bewusstsein« organisiert werden, die aber als »Werkzeuge« für Austauschprozesse mit der Umwelt fungieren können. Diese Austauschprozesse haben die Struktur des Dialogs, wobei die Tätigketen des komatösen Individuums meist auf »minimale« Signale (vegetative oder motorische Aktivitäten) eingeschränkt ist. Unterschiedliche »Komatiefen« müssen als verschiedene Organisationsniveaus von Tätigkeit begriffen werden – Tätigkeit eben auf jenem Niveau, das dem Individuum unter den gegebenen biologischen Bedingungen in seinem Austauschprozess mit der Umwelt verfügbar ist.

Wenn wir den Zustand des Komas als schwere Behinderung, als Zustand hochgradiger Isolation, verursacht durch biologisch definierte (ZNS-Tätigkeit) isolierende Bedingungen verstehen, geht es darum, den dialogischen Austausch so zu organisieren, dass Aktivität und Partizipation dem aktuellen Austauschniveau entsprechend ermöglicht wird. Dialogische Therapie mit komatösen Menschen bedeutet in diesem Kontext, den Raum zwischenmenschlicher Begegnung und gegenständlicher Tätigkeit so zu organisieren, dass aus den verbliebenen »Bruchstücken« der internalisierten Abbilder, gestützt auf die derzeit verfügbaren »Or-

---

42   BERGER et al. (1997)

ganisatoren« (SPITZ), der Zugang zur Welt in einem Lernprozess neu organisiert werden kann.

Somit ist die Betreuung von Kindern im Wachkoma im Rahmen von »Langzeit-Förderpflege« zu organisieren, die neben der somatischen Grundpflege dialogische Förder- und Therapieangebote einschließt und die Rückkehr in eine intensive Rehabilitation jederzeit möglich macht. Gerade im Kindesalter kann diese Betreuung oft im Rahmen der Familie erfolgen, sofern eine entsprechende professionelle Unterstützung der Familie (einschließlich temporärer Entlastung) gesichert ist.

Das Problem der »Anencephalie« (s. Abschnitt 4.1.) stellt einen anderen Grenzbereich dar: Durch pränatale Schädigungseinflüsse wird die embryonale Gehirnentwicklung hochgradig gestört, sodass nur jene Teile der Hirnanlage zur Entwicklung gelangen, die als »Stammhirn« bezeichnet werden, während die beiden Großhirnhälften (und auch andere Hirnabschnitte in jeweils unterschiedlichem Ausmaß) nicht ausgebildet werden. Kinder, die mit einer derartigen biologischen Fehlbildung zur Welt kommen (anencephale Neugeborene) haben eine auf wenige Tage bis wenige Wochen begrenzte Lebenserwartung. Sie sterben durch die Schwäche der biologischen Funktionen (Atmung, Schlucken, immunologische Defizite) und durch die Verletzlichkeit der nicht überdeckten Strukturen ihres rudimentären Zentralnervensystems. Anencephale Kinder verfügen – ähnlich wie komatöse Menschen – über die Kompetenz, ihre Befindlichkeit durch »minimale Signale« (»Körpersemantik« nach ZIEGER) auszudrücken. Diese Signale können die Grundlage dialogischen Austausches in der Zeit ihrer Lebensspanne sein. Dieser Dialog ist Teil des Prozesses der Sterbebegleitung.

In den folgenden Abschnitten des Buches wende ich mich der Darstellung einzelner Funktionsbereiche zu und werde jeweils die strukturellen biologischen Grundlagen (den Analysator), den funk-

tionellen Ablauf sowie die Entwicklung beschreiben und Anmerkungen zu den Störungen der Funktion anschließen. Keine dieser Funktionen ist aus dem Gesamtzusammenhang der Tätigkeit des Gehirns herauszulösen, da wir damit ein wesentliches Merkmal des menschlichen Gehirns – die ausgeprägten Assoziationsleistungen – ignorieren würden. Jeder der im Folgenden zu beschreibenden Analysatoren ist eng mit der Tätigkeit anderer Analysatoren verknüpft. Dennoch ist es sinnvoll, eine Unterscheidung zu treffen: Einige Funktionen werden in erster Linie von einem Analysator getragen, der mit anderen kooperiert. Andere Funktionen sind aufgrund ihrer Komplexität nicht einem Analysator zuordenbar, sondern nur als multimodale Funktionen zu verstehen. Dies trifft bereits für die Funktion des Gleichgewichts, erst recht aber für die »höchsten« spezifisch menschlichen Funktionen (Aufmerksamkeit, Emotionen, Sprache) zu.

8. Bewegung

Ich beginne mit einem Beispiel: Greift ein Kind im Spiel mit der Mutter nach einem Gegenstand, so erfolgt diese Interaktion aufgrund eines inneren Abbildes, das das Kind von diesem Gegenstand besitzt, und wird durch die Aktivität seiner Muskeln (aufgrund eines neuronalen Signals) realisiert. Dieses Beispiel soll deutlich machen, dass bei der Betrachtung menschlicher Bewegung zwei Fehler zu vermeiden sind: Die Trennung der bio-psycho-sozialen Einheit Mensch und eine mechanistische Sichtweise von Bewegung. Wenn wir die Motive, die eine Bewegung in Gang setzen, ausblenden oder den Kontext der Interaktion, in dem sie entsteht, vernachlässigen, verzerren wir unser Bild von Bewegung. Die Begriffe »Sensomotorik« und »Psychomotorik«, die in den 1970er-Jahren geprägt wurden, sollten bereits darauf hinweisen, dass Bewegung nicht ohne Einbeziehung der sinnlichen Wahrnehmung und der psychischen Anteile verstanden werden kann. Das Begriffspaar »Motorik« – als Ausdruck der biologisch-mechanischen Aspekte – versus »Bewegung« – als Ausdruck einer »ganzheitlichen« Sichtweise – kann die Eckpunkte des Diskurses markieren.

Menschliche Bewegung ist *Willkürbewegung*, wenngleich sie auch einfache (unwillkürliche) Elemente inkludiert; sie ist auf ein *Bewegungsziel* orientiert, das in der Bewegungsplanung antizipiert wird und sie steht im komplexen psychischen Zusammenhang einer *Tätigkeit*. Um die psychische Struktur der menschlichen Willkürbewegung zu erfassen, ist es daher notwendig, den Tätigkeitszusammenhang (das Motiv) zu entschlüsseln, das bewusste Ziel zu erkennen und die zur Realisierung der Bewegung erforderlichen Operationen zu analysieren. Ein Blick auf den Entwicklungsprozess macht die Entstehung von »Willkürlichkeit« (s. Interiorisation, Abschnitt 6.4.) deutlich: Bewegungen laufen am Anfang des Lebens »unwillkürlich« ab; später erfolgt die Bewegungssteuerung durch Gesten und verbale Aufforderung (»Zeichen«!) der Eltern: Komm! Hör auf! usw., also durch die kommunikative Sprache zwischen Erwachsenem und Kind; erst im letzten Schritt erfolgt der Übergang zur inneren Sprache (die Bewegungsaufforderung wird »gedacht«) – die Bewegung wird »willkürlich« ausgeführt. Die Entwicklung der Willkürbewegung verläuft also von biologisch fixierten Bewegungsmustern im Neugeborenen- und frühen Säuglingsalter über zielgerichtete Bewegungen, die in der sozialen Kommunikation vorerst durch indikative, später durch symbolische (bedeutungtragende, sprachliche) Interaktionsprozesse vermittelt werden zur Stufe der Bewegungsplanung, die im Tätigkeitszusammenhang steht und durch Denkprozesse gesteuert wird. Die menschliche Bewegung aus diesen Zusammenhängen herauszulösen, würde bedeuten, das spezifisch Menschliche zu vernachlässigen. Darüber hinaus ist noch zu berücksichtigen, dass komplexe, spezifisch menschliche Funktionen über Bewegung realisiert werden: Sprache, Mimik und Gestik (Ausdrucksmotorik) tragen die zwischenmenschliche Kommunikation, die auch den emotionalen Ausdruck einschließt. Es ist de facto unmöglich, diese Komplexität in der folgenden Darstellung adäquat zu erfassen.

8.1. Die Struktur des motorischen Analysators

Bewegung wird durch das ZNS-System der Programmierung, Regulation und Kontrolle von Aktivität (LURIJA) gesteuert, das durch die Leitungsbahnen mit der Peripherie verbunden ist und den motorischen Analysator bildet. Jede Form der Darstellung ist zwangsläufig eine Vereinfachung der komplexen Steuerungs- und Regulationssysteme.

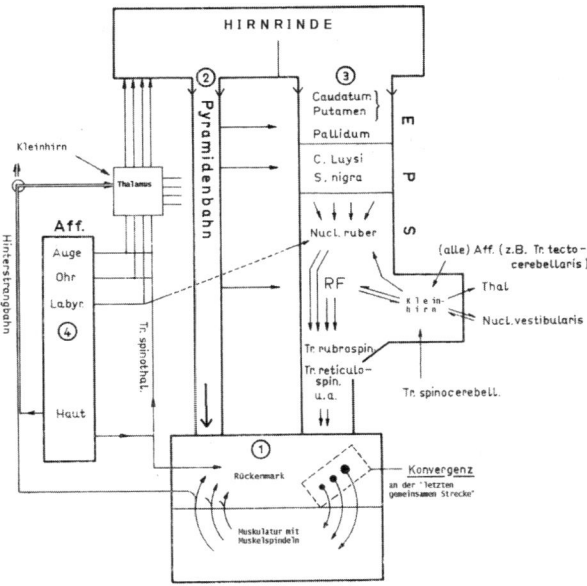

Abb. 14: Grundstruktur des motorischen Analysators (nach: W. Haschke
»Grundzüge der Neurophysiologie«, VEB Gustav Fischer Verlag, 1976)

Das zentrale Ende liegt in der Hirnrinde des Frontallappens, ein
System von Leitungsbahnen (efferent und afferent) mit zwi-
schengeschalteten Steuerungsebenen (subcorticale Zentren, Cerebellum, Rückenmark) stellt die Verbindung mit dem peripheren
Ende (Muskel inkl. neuraler Verbindungen) her.

Das **periphere Ende** des Analysators (1) besteht aus dem
α–Motoneuron (motorische Vorderhornzelle + Neurit + mot.
Endplatte), das auch als »*letzte gemeinsame Strecke*« bezeichnet wird, da hier alle Leitungsbahnen des motorischen Systems
konvergieren, und dem Muskel mit seiner Muskelspindel und der
Spinalganglienzelle (mit afferent leitendem Axon). Diese Struktur
(auch als spinalmotorischer Reflexbogen bezeichnet) realisiert

die einfachste Form einer Bewegung – den Eigenreflex, bei dem der Muskel das reizaufnehmende und das reagierende Organ ist. Es ist ein monosynaptische Reflex (d. h., er wird nur an einer Synapse umgeschaltet), der innerhalb eines einzigen RM-Segments abläuft. Ein Beispiel ist der Patellarsehnenreflex (sog. »Kniereflex«). Allerdings ist dieses Modell bereits eine Vereinfachung, da in der Realität die Mitwirkung der Antagonisten mitberücksichtigt werden muss, deren Steuerung durch das Zwischenneuronenlager (z. B. Renshaw-Zelle) im RM erfolgt.

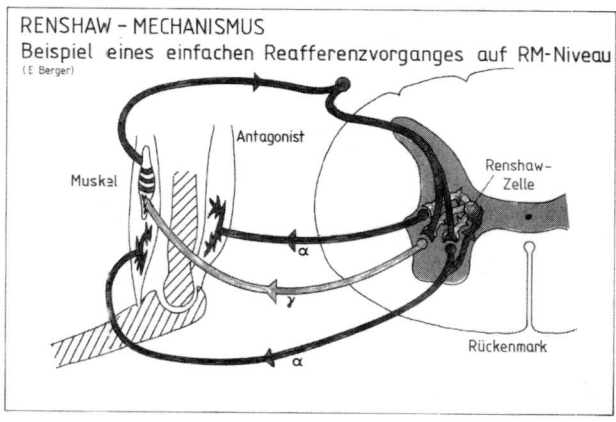

Abb. 15: peripheres Ende des motorischen Analysators (mit Antagonist)

Beim Fremdreflex sind aufnehmendes (Haut) und antwortendes (Muskel) Organ nicht identisch (z. B. Hautreizung durch Bienenstich, Muskelkontraktion als Fluchtreaktion). Hier sind mehrere Segmente des Rückenmarks beteiligt.

Die **Leitungsbahnen** (2 und 3) verbinden das zentrale Ende mit verschiedenen Anteilen der Peripherie:
- Die efferenten Leitungsbahnen führen zum peripheren Ende:

- o die Pyramidenbahn (2): monosynaptisch, schnelle Leitung, vermittelt vor allem kortikal gesteuerte Willkürbewegung,
- o das sog. »Extrapyramidale System« (EPS, 3): polysynaptisch, zwischengeschaltete Steuerungsebenen, vermittelt vor allem Haltungskontrolle und automatisierte Bewegungen.
- Die afferenten Leitungsbahnen bringen Informationen aus verschiedenen Sinnessystemen:
  - o kinästhetische Bahnen (von Muskelspindeln, Gelenksund Sehnenrezeptoren – siehe Reafferenzprinzip) – Bestandteil des motorischen Analysators im engeren Sinne,
  - o taktile Bahnen (von der Haut),
  - o Afferenzen aus anderen Sinnesorganen (Auge, Ohr etc., 4).

Die Summe aller Afferenzen liefert ein Abbild der Umwelt und damit die Grundlage für eine Bewegung. Alle Afferenzen werden im *Thalamus* (große subcorticale Ganglienstruktur, die alle Sinnesinformationen vorverarbeitet, bevor sie in die Hirnrinde gelangen) umgeschaltet und der Großhirnrinde (hintere Zentralwindung) zugeleitet. Im Thalamus entsteht – durch intermodale Integration – ein erstes integrales Abbild der Außenwelt. Das *Kleinhirn* (Cerebellum) erhält Informationen aus allen afferenten und den »extrapyramidalen« efferenten Leitungsbahnen. Es hat eine wichtige Funktion in der Bewegungskontrolle: räumlich-zeitliche Koordination und Gleichgewicht.

Alle Leitungsbahnen (afferente und efferente) *kreuzen die Körperseite* (Bahnen, die in der rechten Hemisphäre entspringen, innervieren die linke Körperseite und umgekehrt).

Das **zentrale Ende** ist in verschiedene Abschnitte gegliedert:

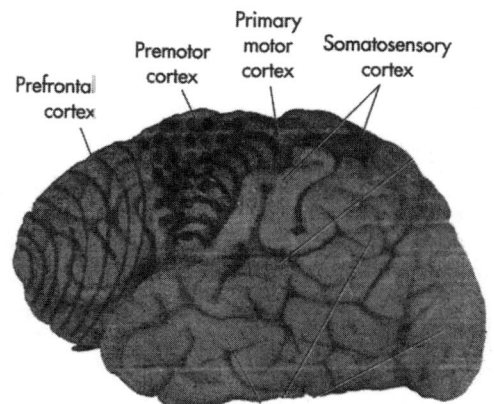

Abb. 16: zentrales Ende des motorischen Analysators
(nach: Nolte J. »The Human Brain«, Mosby 2002)

Das *primäre motorische Rindenfeld* befindet sich in der vorderen
Zentralwindung und ist ein Projektionsfeld – es ist *somatotop*
organisiert (d. h. bestimmte Punkte des Kortex entsprechen bestimmten Teilen des Körpers). Dieser Zusammenhang wird durch
den *Penfield'schen Homunculus* dargestellt. Die Größe des jeweiligen Rindenareals richtet sich nicht nach der Größe des Körper-
teils, sondern nach der erforderlichen Steuerungskomplexität (z.
B. Finger groß, Zehen klein).

Das *sekundäre* (prämotorische Region) und das *tertiäre* (prä-
frontale Region) *motorische Rindenfeld* liegen vor der vorderen
Zentralwindung, sie sind Assoziationsfelder (sie haben keine somatotope Organisation) und haben koordinative und integrative
Funktion und sind für die Planung einer Bewegung zuständig, an
der auch das supplementär-motorische Areal beteiligt ist.

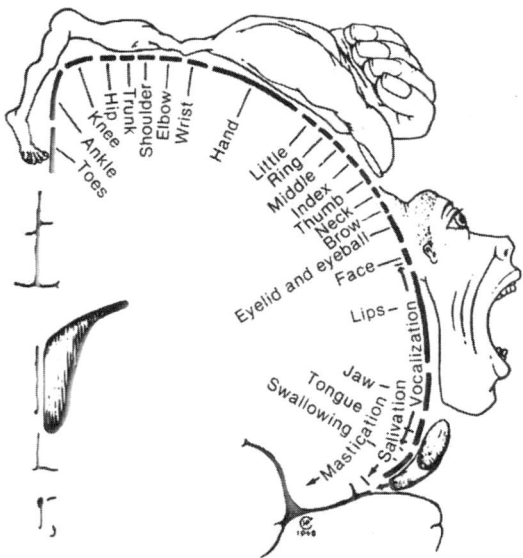

Abb. 17: Penfield'scher Homunculus

8.2. Die Funktion des motorischen Analysators

Bei der Entstehung einer Bewegung wirken die dargestellten Teile des motorischen Analysators in komplexer Weise zusammen; vereinfachend unterscheiden wir *drei Regulationsniveaus*[43]:

---

43   BROOKS (1986)

Tab. 4: Regulationsniveaus

höchstes Regulationsniveau:	
sek.+ tertiär. mot. Rindenfeld	· Handlungsplanung
Caudatusschleifelimbisches System	
mittleres Regulationsniveau:	
primäres mot. Rindenfeld	· Bewegungs- und Haltungsprogramme
Putamenschleife	(Richtung, Kraft, Geschwindigkeit)
Cerebellum	· Bewegungskontrolle
Hirnstamm	
unterstes Regulationsniveau:	· Übersetzung in Muskelaktivität
Rückenmark	· Servo-Regulation (Kontrolle)

Bewegung entsteht in einem komplexen Prozess der Kooperation der drei Regulationsniveaus, deren Funktion in Form von
Feedbackschleifen zwischen den verschiedenen Ebenen vor-
stellbar ist. Funktionsstudien (fMRI) weisen darauf hin, dass der
Begriff »motorisches Netzwerk« dieser Kooperation vermutlich
besser gerecht wird als das hierarchische Modell der Regulationsniveaus, da Erregungsprozesse (in corticalen und subcorticalen
Bereichen) sowohl seriell als auch parallel auftreten. Zum gesi-
cherten Wissen gehört jedenfalls die Tatsache, dass einer selbst
initiierten Bewegung (»Willkürbewegung«) eine Phase der Bewegungsplanung vorausgeht, die elektrophysiologisch durch das
Bereitschaftspotenzial (ca. 550 ms vor Bewegungsbeginn im EEG
nachweisbar) dargestellt werden kann. Bewegungen, die nicht
selbst initiiert sind, weisen diese Planungsphase nicht auf.

Die Funktion der *Bewegungskontrolle* wird im Modell von
BROOKS dem mittleren und untersten Regulationsniveau zugeordnet. Bei genauerer Betrachtung[44] stellt sich das Problem aber
komplexer dar:

---

44 ROSENBAUM (1991)

- Muskeltonus: Der Ruhespannungszustand des Muskels ist eine wesentliche Voraussetzung von Bewegung. An seinem Zustandekommen sind neben den mechanischen Eigenschaften der Muskelfasern vor allem Nervenimpulse beteiligt. Soweit die heutigen Informationen reichen, sind vor allem Impulse aus dem verlängerten Mark, dem Hirnstamm und dem Cerebellum von Bedeutung. Afferente Impulse, die durch die Schwerkraftwirkung entstehen und über die Formatio reticularis verarbeitet werden, spielen eine entscheidende Rolle. Störungen des Muskeltonus (Verminderung oder Vermehrung) führen zur Störung der Bewegungskoordination, die den überwiegenden Teil aller Bewegungsstörungen ausmachen. (Die Physiologie des Muskeltonus und seiner Pathologie – z. B. der Spastizität – ist noch nicht in allen Details geklärt.)
- Koordination von Bewegung und Stabilität: Jede Bewegung erfordert gleichzeitig Stabilität anderer Körperteile – um nach etwas greifen zu können, brauche ich eine stabile Körperposition.
- Freiheitsgrade: Die Ausführung einer konkreten Bewegung erfordert eine Auswahl aus den möglichen Bewegungen, die z. B. mit dem Arm ausgeführt werden könnten. Die Bewegungsmöglichkeiten ergeben sich aus den Exkursionsvarianten der beteiligten Gelenke und aus der muskulär definierten Bewegungsamplitude.
- Perzeptiv-motorische Koordination: Die verschiedenen Sinnesinformationen schaffen nicht nur die Bewegungsgrundlage, sondern steuern auch die Bewegungsausführung. Dies trifft insbesondere auf die optische und die kinästhetische Kontrolle der Bewegungen im Raum (Lokomotion) und der Handbewegungen zu. Umgekehrt wird Bewegung auch für die Perzeption genützt – insbesondere für die optische und taktile Perzeption.
- Bewegungssequenzierung: Bewegungselemente müssen in ihrer Abfolge aufeinander abgestimmt werden.

Der aktuelle Wissensstand erlaubt nur eine ungefähre Zuordnung dieser Aspekte der Bewegungskontrolle zu zentralnervösen Strukturen:

- Das Cerebellum ist beteiligt an der Regulation des Muskeltonus und ist das zentrale Element der räumlich-zeitlichen Koordination.
- Die Basalganglien sind beteiligt an der Bewegungsinitiierung, an der Modulation des Bewegungsumfanges und an der Regulation der perzeptiv-motorischen Koordination.
- Der motorische Cortex ist durch »long-loop-Reaktionen« an der Verarbeitung der reafferenten Informationen zur Bewegungskontrolle beteiligt.
- Der prämotorische Cortex ist beteiligt an der Körperhaltung als Bewegungsvoraussetzung und an der Auswahl der Bewegungsdetails.

Eine knappe Zusammenfassung der Funktionsweise des motorischen Analysators kann in der Antwort auf die Frage »Wie entsteht eine Bewegung?« vorgenommen werden:

Im Gehirn sind afferente Informationen aus verschiedenen Sinnessystemen (vor allem: optisches System, kinästhetisches System, Gleichgewichtssystem) verfügbar, die im Thalamus eine erste Integration erfahren und an die hintere Zentralwindung weitergeleitet werden. Viele dieser Informationen entstehen im Kontext der zwischenmenschlichen (sozialen) Interaktion und werden über Sprache vermittelt. Diese Informationen schaffen eine »Bewegungsaufgabe«. Der motorische Analysator formuliert eine Bewegungsantwort. Es existieren zwei Wege vom zentralen zum peripheren Ende – die Pyramidenbahn (direkt) und das extrapyramidale System (EPS, mehrfach umgeschaltet). Die Bewegungskontrolle ist Teil der Bewegungsausführung und wird kooperativ von verschiedenen Anteilen des motorischen Analysators realisiert. Alle Impulse gelangen über das α-Motoneuron (»letzte gemeinsame Strecke«) an den Muskel. Das Ziel der Willkürbewegung (selbst initiierten Bewegung) ist die Bewältigung einer Aufgabe der Umweltaneignung. Dieses Ziel wird durch ein Mosaik von Operationen erreicht. Da die Operationen abhängig sind von den Ausgangs- und Rahmenbedingungen, kann das gleiche Handlungs- bzw. Bewegungsziel aus unterschiedlichen Operationen zusammengesetzt sein.

8.3. Bewegungsentwicklung

Stellen wir voran, dass aktuelle fMRI-Studien[45] zeigen, dass im Laufe der Entwicklung ein und dieselbe Bewegung über unterschiedliche biologische Strukturen realisiert wird. Das heißt, dass Bewegungsentwicklung auch eine Änderung der Wege der neuronalen Ansteuerung einschließt.

Tab. 5: frühe Bewegungen

pränatal	Fötale Bewegungen	General movements
perinatal	Geburt	& Primäre
postnatal	Übergangsperiode – 3. Mo.	Bewegungsformen

Die Bewegungsentwicklung beginnt *pränatal*: Die intrauterinen Bewegungen spielen – vermittelt über die kinästhetischen Afferenzen – eine entscheidende Rolle für die Differenzierung der motorischen Zellen des Rückenmarks (über das kinästhetische System). Ultraschall-Filmstudien (einer der Pioniere dieser Forschung in den 1980er-Jahren war H. PRECHTL) zeigen das rasch wachsende Bewegungsrepertoire des Fötus:

---

45   MALL et al. (2005)

Tab. 6: fötale Bewegungen

Primäre Bewegungsformen	Schwangerschaftswoche (postmenstruell)												
	1	2	3	4	5	6	7	8	9	10	11	12	13
Startles													
isol. Arm-u. Beinbew.													
Kopfrotation													
Stretches													
Atembewegungen													
Hand-Gesicht-Kontakt													
Gähnen													
Saugen													

Erläuterungen zur Tab. 5 und 6: General movements (PRECHTL): spontane Bewegungsmuster des Fötus und Neugeborenen (bis ca. 20. Woche postnatal); Startles: ruckartige Ganzkörperbewegungen; Stretches: Ganzkörper-Streckbewegungen (ähnlich dem Strecken nach dem Aufwachen); Atembewegungen: dienen nicht der Atmung, aber der »Übung« (Bewegung von Zwerchfell, Brustkorb) und der Spülung der Atemwege.

Nach Untersuchungen des italienischen Kinderneurologen MILANI-COMPARETTI ist der Fötus an der Auslösung und dem Ablauf des *Geburtsvorganges* durch seine Bewegungen aktiv beteiligt.

Die *postnatale* Entwicklung:
Eine Darstellung der Bewegungsentwicklung anhand von Entwicklungsmeilensteinen und deren Zuordnung zu einer Zeitskala ist aufgrund der großen individuellen Spielräume der Entwicklung und der Variabilität im Entwicklungsverlauf wenig sinnvoll.

Stellen wir die postnatale Entwicklung von Bewegungsfunktionen in Beziehung zu den früher beschriebenen Entwicklungslinien, so ergibt dies folgendes Bild:

Tab. 7: Systeme der Bewegungsfunktionen (BERGER 1982)

FUNKTIONSSYSTEM	ENTWICKLUNGSLINIE
• Taktile Reflexe • Schwerkraftreflexe • Kinästhetische Reflexe • Subroutines	vorwiegend Differenzierung des biologischen Erbes
• Visuomotorische Funktionen • Stato- und lokomotorische Funktionen	vorwiegend Ausbildung bedingter Reflexe und Aneignung des gesellschaftlichen Erbes

Taktile Reflexe sind relativ einfache reflektorische Bewegungs-muster, die bei (leichter) Berührung ausgelöst werden (Lippenre-flex, Saugreflex, Rooting oder »Brustsuchen« ...)

Schwerkraftreflexe sind komplexere reflektorische Bewe-gungsmuster, deren Afferenz über das Gleichgewichtssystem (vestibulocerebelläres System und kinästhetische Rezeptoren) verläuft (Landau-Reflex, Fallschirmreaktion ...)

Kinästhetische Reflexe sind komplexere reflektorische Bewe-gungsmuster, deren Afferenz vorwiegend über die kinästheti-schen Bahnen verläuft (Fußklonus, Handgreifreflex, Schreitbewe-gungen, Moro-Reaktion ...)

Subroutines sind (endogen kodierte) qualitative Komponen-ten von Bewegungen, die nicht nach einem Reiz-Reaktions-Mechanismus verlaufen (Spontanmotilität im Sinne der *general movements* nach Prechtl, athetoide Bewegungen, Tremor, Startles).

Visuomotorische Funktionen sind visuell gesteuerte (selbstini-tiierte) Zielbewegungen (vor allem der Hand) (zielgerichtete Be-wegung der Hand, Objekthalten ...)

Statomotorische Funktionen sind selbst initiierte Bewegungen (Willkürbewegungen), die in den Erwerb der vertikalen Körper-haltung münden; ihnen liegen komplexe zentralnervöse Steue-rungsprozesse zugrunde, an denen die Gleichgewichtsfunktionen (vestibulo-cerebelläres System, Kinästhetik, optisches System) und das gesamte motorische System beteiligt sind (Kopfheben aus der Rückenlage, Rumpf- und Kopfhaltung in der Bauchlage, Aufsetzen, Stehen ...).

Lokomotorische Funktionen sind Willkürbewegungen, die der Fortbewegung im Raum dienen und auf ein Ziel orientiert sind (Robben, Krabbeln, Kriechen, Gehen ...)

Die Gruppen der »Reflexe« (taktil, Schwerkraft, kinästhetisch) sowie die Subroutines zeigen im Entwicklungsverlauf des 1. Lebensjahres durchwegs eine Abnahme der Intensität – der Schwerpunkt der entwicklungsbedingten Veränderung (Differenzierung des biologischen Erbes, das meist als »Reifung« bezeichnet wird) liegt zwischen dem Ende des 3. und dem Ende des 6. Monats. Die Gruppen der visuomotorischen, statomotorischen und lokomotorischen Funktionen zeigen eine entwicklungsbedingte Zunahme, die über das 1. Lebensjahr hinausreicht (der Entwicklungsschwerpunkt der statomotorischen Funktionen liegt zwischen dem 11. bis 13. Monat).

Die Bewegungsentwicklung (PRECHTL, TOUWEN) kann in folgende Perioden gegliedert werden:
- Fötal- und Übergangsperiode (ca. bis Ende 2. Lebensmonat): *General movements*, Primäre Bewegungsformen; Adaptation an extrauterine Bedingungen,
- Infancy (ca. 3. Monat bis freies Gehen): Entwicklung der Willkürbewegungen,
- Toddler's Age (ca. bis 4. Lebensjahr): Automation und Selektion von Bewegungsformen,
- (Pre)school Age: Erwerb von *motor skills* und *motor cognition.*

Bis Ende des 2. Monats wird das bereits intrauterin entwickelte Bewegungsrepertoire an die neuen Bedingungen des extrauterinen Lebens adaptiert: veränderte Schwerkraftwirkung, neue (sozial vermittelte) taktile Reize, ein größerer Bewegungsraum, eine veränderte akustische Umwelt, veränderte Lichteindrücke, neue Bedingungen der Sauerstoff- und Nahrungszufuhr. In dieser Periode gibt es keine Entwicklung von relevanten neuen Bewegungsformen.

Gegen Ende des 2. Monats (etwa 6.–8. Woche) erfolgt ein wesentlicher Entwicklungsschritt: die *Entdeckung der eigenen Hand:* anders als andere im Gesichtsfeld bewegte Objekte vermittelt die eigene Hand dem ZNS zusätzlich zu den optischen auch kinästhetische Impulse; in den folgenden Wochen (bis etwa Ende des 3. Monats) beobachtet das Kind ca. 50 % seiner Wachzeit die eigene Hand. Auf diesem wichtigen Entwicklungsschritt bauen mehrere zentrale Elemente der weiteren Entwicklung auf – die Werkzeugfunktion der Hand (das Willkürgreifen, die visuomotorische Koordination) und die Entwicklung des Körperbildes als Grundlage des Ich-Bewusstseins.

Verfolgen wir anhand eines Beispiels (Willkürgreifen) den typischen Verlauf eines Entwicklungsprozesses. Der Funktion des Willkürgreifens geht das Phänomen des »Greifreflexes« (*tactil grasping*) voraus, bei dem das Schließen der Finger (Greifbewegung) durch Berührung der Handfläche ausgelöst wird. Mit der Entdeckung der Hand ändert sich nun die auslösende Afferenz der Greifbewegung – die optische Perzeption übernimmt die Führung. Die Entwicklung des Willkürgreifens erfolgt durch die Zusammenfügung einzelner Bausteine, die – jeder für sich – bereits vorher vorhanden sind: Die Greifbewegung der Finger und die Zielbewegung des Armes. Das Zusammenfügen erfolgt in mehreren Schritten:

- Erster Schritt: Die Greifvorbereitung – die Greifbewegungen werden im wiederholten (scheinbar ziellosen) Öffnen und Schließen der Faust geübt.
- Zweiter Schritt: Die Entdeckung der eigenen Hand schafft die Voraussetzung, die Hand als »Werkzeug« einzusetzen.
- Dritter Schritt: Zielbewegungen, die von vorerst unkoordinierten Greifbewegungen begleitet sind.
- Vierter Schritt: Durch adäquate Koordination (Sequenzie-

rung) von Ziel- und Greifbewegung wird das selbst initiierte Greifen realisiert.

Greifen ist somit nicht eine Funktion, die sich auf einmal »insgesamt« entwickelt. Auch bei anderen Entwicklungslinien ist es ähnlich: Bewegungskompetenzen entwickeln sich durch Zusammenfügung von einzelnen vorher entwickelten Bausteinen. Auch nach Ausbildung einer neuen Bewegungskompetenz kann auf die Vorstufen zurückgegriffen werden (diese Variabilität in der Bewegungsentwicklung wurde vor allem von B. TOUWEN betont).

Etwa im 3. Lebensmonat wird ein neues Entwicklungsniveau erreicht: Die Lächelreaktion (1. Organisator der Psyche nach R. SPITZ) und die Verfügbarkeit der Hand als Werkzeug ordnen das Handlungs- und Beziehungsfeld des Kindes neu. Diese Situation schafft auch für die Bewegungsentwicklung neue Bedingungen (*Infancy*), unter denen der Aufbau eines Repertoires von selbst initiierten Bewegungen erfolgen kann.

Zusammenfassung der Bewegungsentwicklung:

- Bewegungskompetenzen werden in der Entwicklung aus einzelnen »Bausteinen« zusammengesetzt.
- Es werden verschiedene Wege ausprobiert.
- Auch nach dem Erwerb einer Kompetenz gibt es eine breite Zone des Übergangs (das Kind greift auch wieder auf frühere Entwicklungsstufen zurück).
- Diese Entwicklungsprozesse sind eingebettet in die soziale Interaktion unter Verwendung der Sprache.
- Entwicklung ist ein dynamischer Prozess.

8.4. Bewegungsstörungen

Bewegungsstörungen sind meist die Folge einer Läsion im Zentralnervensystem (Cortex, subcortical, Rückenmark). Diese Läsionen können prä- oder perinatal auftreten und sind dann »angeboren« oder sie werden postnatal erworben (z. B. acquired brain injury). Ich beschränke die Darstellung auf einen orientierenden Überblick. Für alle Störungsbilder ist zu berücksichtigen, dass menschliche Bewegung alle drei Ebenen – biologische, psychische, soziale – umfasst. Je höher das Regulationsniveau, desto größer ist das Gewicht psychischer und sozialer Faktoren. Diese spielen aber auch auf den unteren Regulationsniveaus eine wichtige Rolle: Das Ausmaß einer Spastizität z. B. schwankt in Abhängigkeit von der aktuellen psychischen Situation.

Tab. 8: Bewegungsstörungen

	vorwiegend auf der	
höchstes	biologischen Ebene:	psychischen Ebene:
Regulationsniveau	• apraktische Syndrome • afferente Apraxie	• Hyperaktivitätssyndrom • Ticsyndrom • psychogener Tremor
mittleres Regulationsniveau und Leitungsbahnen	• spastisches Syndrom • akinetische + hyperkinetische („extrapyramidale") Syndrome • cerebellare Syndrome • afferente Ataxie	
unterstes Regulationsniveau	• schlaffe Lähmung	

Die Erläuterung der einzelnen Störungsbilder erfolgt aufsteigend vom untersten Regulationsniveau zum höchsten Regulationsniveau. Zu beachten ist, dass alle Bewegungsstörungen auch die Sprechmotorik betreffen können.

Schlaffe Lähmung: Unterbrechung der letzten gemeinsamen Strecke; da der Muskel nun keinerlei Impulse mehr erhält, fehlen Muskeltonus, Reflexe und Kraft.

Spastische Syndrome: Läsion absteigender Leitungsbahnen (insbesondere Pyramidenbahn) bzw. des primären motorischen Rindenfeldes; Steigerung des Muskeltonus und der (Eigen-)Reflexe.

Hypokinetische und akinetische Syndrome: Störungen subcorti-
kaler Ganglienmassen bzw. »extrapyramidaler« Bahnen; Verminderung der Spontanmotilität des Rumpfes und der Extremitäten (Hypo- bzw. Akinesie) und des Gesichtes (Hypo- bzw. Amimie),
sowie eine spezielle Form von Muskelsteifigkeit (Rigor). Dieses
Bild finden wir hauptsächlich beim Morbus Parkinson. Verschiedene Medikamente, insbesondere Neuroleptika (starke Beruhi-
gungsmittel) können als Nebenwirkung dieses Bild verursachen!

Hyperkinetische Syndrome: Störungen subcorticaler Ganglien
bzw. »extrapyramidaler« Bahnen; vermehrte (unwillkürliche) Be-
wegungsabläufe:

- ballistische Hyperkinese = Schleuderbewegungen,
- choreatische Hyperkinese = kurze Muskelzuckungen, vorwiegend rumpfnahe (Chorea minor = Veitstanz),
- athetotische Hyperkinese = langsame Winde- und Drehbe-
  wegungen,
- »extrapyramidaler« Tremor = Schüttel- und Zitterbewe-
  gung in Ruhehaltung.

In der Praxis finden wir im Allgemeinen Mischformen verschiedener hyperkinetischer Bilder (z. B. choreo-athetotisches Syndrom).
Auch hyperkinetische und spastische Syndrome treten häufig in
Mischformen auf. Die besprochenen Hyper- und Hypokinesien
werden auch mit dem Sammelbegriff *Dyskinesien* bezeichnet. Der
Begriff *Spätdyskinesie* beschreibt Bewegungsstörungen vom Ty-
pus des hyperkinetischen Syndroms, die nach Medikamentenein-
nahme (Neuroleptika) – oft erst Jahre danach – auftreten können
und meist unbehandelbar sind.

Cerebelläre Syndrome: Störungen des Paläocerebellum, das
gemeinsam mit dem Gleichgewichtsorgan (vestibulo-cerebelläres System) eine wichtige Rolle in der Körperhaltung (stato- und
lokomotorische Funktionen) spielt, kommen in Gleichgewichts-
störungen zum Ausdruck. Störungen des Neocerebellum, das für
die Kontrolle zeitlicher Steuerung von Bewegungsabläufen und

der Feinsteuerung von Willkürbewegungen zuständig ist, führen zu folgenden Störungen der Bewegungskoordination: Ataxie (Willkürbewegungen werden ruckartig), Tremor (Zittern vor allem im Endstück der Willkürbewegung – wird z. B. beim Finger-Nase-Versuch sichtbar); Nystagmus (ruckartige bzw. zitternde Bewegungen beider Augäpfel). Verschiedene Medikamente können langfristig zu Kleinhirnfunktionsstörungen führen.

Afferente Ataxie: Störung der Bewegungskoordination durch Störung der Reafferenz.

Apraktische Syndrome: Störung der Handlungsplanung (Apraxie im engeren Sinne), der Bewegungsstruktur (vgl. mosaikartigen Aufbau einer Willkürbewegung aus automatisierten Einzelelementen), der zeitlichen Organisation des Bewegungsablaufs sowie der Bewegungsflüssigkeit (»kinetische Melodie« nach LURIJA). (Störungen der sekundären und tertiären motorischen Rindenfelder.) Afferente Apraxie: Durch Störungen der Reafferenz auf corticalem Niveau kann die Struktur und Organisation von Willkürbewegungen beeinträchtigt werden.

Hyperaktivitätssyndrom: Eine stark von psychischen Faktoren abhängige allgemeine Zunahme von Willkürbewegungen im Sinne einer »Antriebssteigerung«. Tritt häufig in Kombination mit Störungen der Aufmerksamkeit (ADHS) auf.

Tic-Syndrom: Vermehrte, vorwiegend unwillkürliche, ruckartige Bewegungen in bestimmten Körperpartien (meist Kopf oder Gesicht, z. B. Zwinkertic); vorwiegend psychische Faktoren.

Psychogener Tremor: Zitterbewegungen der Extremitäten bei Willkürbewegungen aus psychischen Ursachen (z. B. bei akuter Angst, aber als Ausdruck eines unbewussten Konflikts auch über längere Zeit).

An den drei letztgenannten Syndromen ist das limbische System als Teil des höchsten Regulationsniveaus der Motorik im besonderen Maße beteiligt. Insbesondere bei diesen Störungsbildern ist auch die soziale Ebene als wesentlicher Teil der Bewegung besonders zu beachten.

Störungen der Bewegungsentwicklung können homogen (alle Subsysteme betreffend) oder heterogen (auf bestimmte Subsysteme beschränkt – z. B. visuomotorische Koordination, Lokomotorik etc.) auftreten; dies erfordert eine differenzierte Diagnostik. Häufig handelt es sich um Störungen der Bewegungskontrolle (Koordination; s. Abschnitt 12.3., *developmental coordination disorder*). Schulbezogene Kompetenzen, denen Bewegungsfunktionen zugrunde liegen (z. B. Schreiben) können sekundär beeinträchtigt sein. Meist sind keine morphologischen Defekte im ZNS nachweisbar. Störungen der Bewegungsentwicklung sind in besonderem Maße im bio-psycho-sozialen Kontext zu betrachten:

- Minimale biologische Funktionsstörungen führen zur Bewegungsvermeidung, woraus wiederum mangelnde Übung (Deprivation) resultiert.
- Unzureichende Bewegungsanregung im sozialen Umfeld kann als Deprivationsfaktor wirksam sein.

Gleichzeitig ist aber zu beachten, dass das ZNS insgesamt und das motorische System im Besonderen ein hohes Maß an Kompensationsfähigkeit aufweist – Deprivationsfolgen können relativ gut kompensiert werden.

8.5. Bewegungstherapie

Bewegungstherapie bedeutet stets: Unterstützung bei motorischen Lernprozessen; dies erfordert die aktive Teilnahme des Patienten. Eine spezifische Form der Bewegungstherapie ist die *Förderung der Bewegungsentwicklung*: zuerst muss das aktuelle Niveau der einzelnen Funktionssysteme festgestellt werden (Diagnose). Danach wird die Erreichung der nächsten Entwicklungsstufe des jeweiligen Bereichs durch aktives Üben (Therapie) angestrebt. Dabei ist zu beachten, dass Bewegungslernen auf der Ebene der Handlung stattfindet, d.h. als bewusster Vorgang, und erst im Laufe der Automatisation auf die Ebene der Operation absinkt. Daher soll Entwicklungsförderung nicht in Form von starren Übungsprogrammen, sondern in Form von sinnvollen Bewegungsaufgaben erfolgen (s. auch Abschnitt 7.3.).

Zur *Wiederherstellung der Bewegungsfunktionen* bzw. zur *Förderung der Bewegungsentwicklung* existieren verschiedene Therapieverfahren:

Die BOBATH-METHODE (in den 1950er- bis in die 1970er-Jahre von Bertha und Karel Bobath in London entwickelt) wird vor allem bei spastischen Bewegungsstörungen verwendet. Der Grundgedanke dieser Methode ist das Modell von Bewegungsreflexen: durch die Therapie sollen pathologische (unerwünschte) Bewegungsmuster unterdrückt werden, um erwünschte hervorzurufen. In wachsendem Maße gewinnen die Aspekte der Interaktion und der aktiven Bewegungsausführung Gewicht in der Konzeption der Bobath-Therapie.

Die VOJTA-METHODE (in den 1970er-Jahren von Vaclav Vojta in München entwickelt). Hauptgedanke ist die Unterdrückung früher pathologischer reflektorischer Bewegungsmuster des Säuglingsalters. Die vestibulo-cerebellären Reflexe (Haltungs- und Stellreflexe) haben eine zentrale Bedeutung. Das Kind ist an den Übungen nicht aktiv beteiligt; Schmerz und Abwehr werden in Kauf genommen.

Im Rahmen der PETÖ-METHODE (*»Conductive Education«* in den 1940er- und 1950er-Jahren von Andras Petö in Budapest entwickelt) wird die Verbesserung der Bewegungsfunktionen als Teil eines pädagogischen Prozesses verstanden. Ihre Grundgedanken sind:

- Das Bewegungslernen wird nicht auf die biologische Ebene reduziert, sondern unter Einschluss der psychischen und sozialen Prozesse betrachtet. Darauf weist bereits das Selbstverständnis als pädagogische Methode hin.
- Das Lernen von Bewegungen erfolgt im Tätigkeitszusammenhang des Alltags (Schulbetrieb, Essen, Spielen etc.) und wird daher durch Alltagsmotive gesteuert.

- Die Sprache hat zentralen Stellenwert als Steuerungs-funktion. Dabei wird auch der von WYGOTSKIJ beschrie-bene Entwicklungsprozess der Interiorisation (von der interindividuellen über die egozentrische zur inneren Spra-che) nachvollzogen.
- Grundlage des Lernprozesses ist die aktive Bewegungsaus-führung, die im Gegensatz zur passiven Bewegung einen Vergleich zwischen Bewegungsplan und Bewegungseffekt auf der Basis der Reafferenz ermöglicht.
- Der Therapieprozess wird nicht »zerstückelt« (Physiothera-peut + Logopäde + Ergotherapeut + Lehrer etc.), sondern ein »Conductor« übernimmt alle Aufgaben.

9. Wahrnehmung – allgemeine Aspekte

Durch Perzeptionsprozesse gewinnt der Mensch ein Abbild seiner Umwelt. Dieses Abbild ist unvollständig, da es nur jene Informationen (optische, akustische etc.) enthält, die durch die vorhandenen Sinnesorgane vermittelt werden können. Zahlreiche andere Tatsachen (Magnetfelder, radioaktive Strahlung etc.), die in unserer Umwelt vorhanden sind, können wir nicht wahrnehmen. Ein weiterer Schritt der Einschränkung erfolgt auf dem Weg vom Sinnesorgan zum Gehirn und den dort entstehenden Bildern, da das Gehirn als »Eigenleistung« aus dem Rohmaterial ein Bild aufbaut. Manche Wissenschafter gehen so weit, dieses Bild als reines Konstrukt des Gehirns zu deuten (Konstruktivismus), dessen Bezug zur äußeren Wirklichkeit fraglich ist. Unbestritten ist, dass der Perzeptionsprozess eine aktive Leistung des Individuums ist, die über mehrere Verarbeitungsstufen vermittelt wird und in einem bio-psycho-sozialen Kontext erfolgt.

9.1. Neurophysiologische Organisation

Wahrnehmungsvorgänge werden durch das ZNS-System zur Aufnahme, Analyse und Speicherung von Information (LURIJA) realisiert. Diesem System sind verschiedene Analysatoren zuzuordnen, für die einige allgemeine Struktur- und Funktionsprinzipien gelten.

Perzeptive Analysatoren bestehen aus folgenden Elementen:

a) Einem peripheren Ende, dem **Sinnesorgan**: Die menschlichen Sinnesorgane sind als Produkte eines phylogenetischen Entwicklungsprozesses zu verstehen. Im Laufe der Phylogenese wurden bestimmte Stellen an der Körperoberfläche einfacher Organismen für die Verarbeitung verschiedener externer Reizqualitäten (Schallwellen, elektromagnetische Schwingungen, chemische Substanzen, Schwerkraftreiz, mechanischer Reiz) spezialisiert und in den Jahrmillionen der Geschichte des Lebens vielfach modifiziert – auf diese Weise entstanden die Sinnesorgane. Die ursprünglichen Epithelzellen der Körperoberfläche wurden zu Sinneszellen umgewandelt, deren Aufgabe die Aufnahme des Reizes und seine Umwandlung in einen Nervenimpuls ist, der an das Nervensystem »übergeben« und dort weitergeleitet wird.

b) Den **Leitungsbahnen**: Die Hauptleitungsrichtung eines perzeptiven Analysators ist primär afferent; die rückläufigen Informationen, die aus dem Nervensystem an das Sinnesorgan gesendet werden, dienen der Feineinstellung des Sinnesorgans auf die aktuellen Wahrnehmungsbedingungen und werden als Reefferenz bezeichnet. Alle perzeptiven Leitungsbahnen sind polyneuronal aufgebaut – sie werden über mehrere Synapsen umgeschaltet. Umschaltebenen sind die Formatio reticularis und der Thalamus. Als *Formatio reticularis* wird ein netzförmiges System von Kernen und Bahnen in der Medulla oblongata und im Hirnstamm bezeichnet, dessen Bestandteile eine wesentliche Rolle bei der Entstehung der Orientierungsreaktion spielen. Von hier führen Verbindungen zu verschiedenen anderen Teilen des Gehirns. Der *Thalamus* gehört zu den subcorticalen Ganglienmassen und ist für alle Sinnessysteme eine zentrale Vorschaltstelle vor der Weiterleitung an die Hirnrinde. Bereits auf diesem Niveau finden Integrationsprozesse und Umkodierungsprozesse der Nervenimpulse statt.

c) Dem **sinnesspezifischen Kortex**, der das zentrale Ende des Analysators bildet. Die drei Rindenfelder – primäres, sekundäres und tertiäres – haben unterschiedliche Struktur und spezielle Aufgaben: Das primäre Rindenfeld ist ein Projektionsfeld und dementsprechend somatotop organisiert. Die Größe der Projektionsareale ist von der funktionellen Bedeutung abhängig und (z. B. durch Übung) veränderbar. Diese Variabilität wurde insbesondere für das taktile System nachgewiesen (s. Abschnitt 12.1.). Das sekundäre und das tertiäre Rindenfeld sind Assoziationsfelder, die Integrationsleistungen erbringen. Zu den Spezifika der menschlichen Hirnrinde gehört der große quantitative Umfang der tertiären Rindenfelder, die die Kooperation zwischen den verschiedenen Analysatoren realisieren und multimodale Abbilder schaffen.

9.2. Prozess der Informationsverarbeitung

Die verschiedenen Teile des Analysators kooperieren im Perzeptionsprozess in komplexer Weise. Auch hier müssen bei der Darstellung Vereinfachungen vorgenommen werden und der Rückgriff auf das Modell von Feedback-Schleifen kann der Komplexität nur unzureichend gerecht werden. Wichtig ist es aber, vorweg festzuhalten, dass es sich um mehrstufige Teilprozesse handelt, die aufgrund des raschen Ablaufs nicht voneinander zu trennen sind.

Tab. 9: Stufen des Perzeptionsprozesses

STRUKTUR	FUNKTION	ABBILDNIVEAU
• Sinnesorgan • Leitungsbahnen + subkortikale Strukturen • primäres Rindenfeld	• Sinnesreiz • Orientierungsreaktion • intermodale Integration • Codierung • Reefferenz	modales (sinnliches) Abbild
• sekundäre+ tertiäre Rindenfelder mit • übrigem Cortex	• intermodale Integration • Gedächtnis • Willkürliche Aufmerksamkeit • Sprache	amodales Abbild ("Bedeutung")

SINNESREIZ: Ein (chemischer od. physikalischer) Reiz trifft im Sinnesorgan auf die Sinneszellen, die den Reiz in einen Nervenimpuls umwandeln; so entsteht dort ein *Projektionsbild*, das an das Zentralnervensystem weitergeleitet wird.

ORIENTIERUNGSREAKTION: Die Orientierungsreaktion[46] manifestiert sich in einer nicht-spezifischen Aktivierung autonomer Reaktionen und einer (ungerichteten) Veränderung des Verhaltens (Verminderung oder Vermehrung der Spontanbewegungen). Sie ist die erste Reaktion nach Eintreffen eines neuen Reizes; sie schwindet nach 10- bis 12-maliger Reizwiederholung *(Habituation)*, tritt aber bei Änderung der Reizqualität wieder auf. Sie hat verschiedene Anteile:

- Die »*Weckreaktion*« *(arousal reaction;* Verbindung von der Formatio reticularis zum Cortex) hebt den Organismus in eine neue (höhere) Funktionsstufe.
- Die *vegetative Reaktion* (Verbindung der Formatio reticularis zum Hypothalamus): Änderung der Herzfrequenz, Atemfrequenz, des elektr. Hautwiderstandes.
- Die *emotionale Bewertung* (Verbindung Formatio reticularis zum limbischen System): Auslösung einer Zuwendung (bei positiver Bewertung) zur weiteren Analyse oder Abwendung (Flucht; bei negativer Bewertung).

Die Orientierungsreaktion kann durch Beobachtung des Verhaltens oder durch Messung der vegetativen Reaktionen festgestellt werden. Sie ist als Ausdruck minimaler Antworten sowohl in der Neugeborenenphase als auch bei Funktionsstörungen des Zentralnervensystems (vgl. *minimal responsiveness,* Abschnitt 7.3.) von besonderer Bedeutung. Das Auftreten der Orientierungsreaktion kann als Nachweis für die Funktionsfähigkeit eines Sinneskanals und als Beleg für einen dialogischen Austausch mit der Umwelt gewertet werden.

---

46   SOKOLOW (1963)

INTERMODALE INTEGRATION: Der Reiz wird mit simultanen Informationen aus anderen Sinnesqualitäten verknüpft. Der Thalamus stellt die erste Ebene der Integration dar, in den Assoziationsfeldern des Cortex erfolgen – unter Beteiligung subcorticaler Feedback-Schleifen – weitere Integrationsprozesse (s. Abschnitt 6.2.).

KODIERUNG: Jeder Analysator besitzt am peripheren und am zentralen Ende Zellgruppen, die auf bestimmte – häufig wiederkehrende – Reizkonstellationen spezialisiert sind (angeborene und erworbene »Detektoren«). Diese Zellgruppen dienen der beschleunigten Verarbeitung (z. B. Wahrnehmung von rechten Winkeln; »Sprachdetektoren« zur Verarbeitung spezieller Eigenschaften menschlicher Sprache etc.).

REEFFERENTES FEEDBACK: Rückläufige Informationen aus dem ZNS zum Sinnesorgan. Die Reefferenz (vgl. auch Reafferenzprinzip) dient der Feineinstellung des Sinnesorgans (z. B. Pupillenreflex etc.) für die aktuellen Wahrnehmungsbedingungen.

Resultat dieser Prozesse ist das modale (sinnliche) Abbild (auch als präsymbolische Repräsentation bezeichnet), das im Projektionsfeld entsteht. Die frühen Komponenten der evozierten Potenziale (s. Abschnitt 3.2.) stellen den elektrophysiologischen Indikator dar.

Durch die Aktivität der Assoziationsfelder (Indikator sind die späten Komponenten der ERPs) entsteht aus diesem »Rohmaterial« das modale Abbild, das der »Bedeutung« (LEONTJEW) des Gegenstandes entspricht. Dieser Schritt erfolgt im Zusammenwirken mit dem übrigen Gehirn. Willkürliche Aufmerksamkeit, Gedächtnis und Sprache spielen dabei eine entscheidende Rolle. Die Perspektive der Neuropsychologie eröffnet den Blick auf die Störungen dieses Schrittes der Perzeption, da Schädigungen der Assoziationsfelder zum Phänomen der Agnosie (Störung der Objekterkennung) führen. Die sinnlichen Eigenschaften eines

Objekts können wahrgenommen, aber keiner Bedeutung zugeordnet werden. Bei Schädigung der optischen Assoziationsfelder
kann ein Schlüssel (durch Sehen) als länglich und glänzend wahrgenommen werden, ohne seine Eigenschaft als Werkzeug zum
Öffnen von Türen oder seinen Namen zu erkennen. Die Tastwahrnehmung eröffnet nicht nur die zusätzliche Eigenschaft »hart«,
sondern auch die Werkzeugbedeutung, sofern die taktilen Assoziationsfelder unbeeinträchtigt sind.

Die willkürliche Aufmerksamkeit ist eine entscheidende Kom-
ponente in der Entstehung des amodalen Abbildes, da sie das
Ausmaß (Verarbeitungstiefe) der Reizverarbeitung bestimmt.
Elektrophysiologische Untersuchungen zeigen, dass die Amplitu-
de eines akustisch evozierten Potenzials in Abhängigkeit von den
Aufmerksamkeitsbedingungen schwankt.

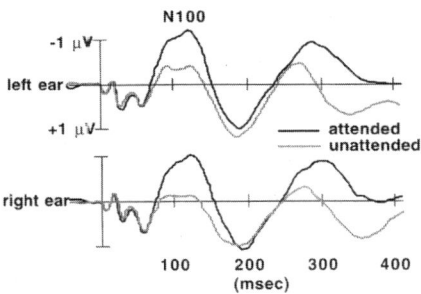

Abb. 18: Akustische ereigniskorrelierte Potenziale (mit und ohne Aufmerksamkeit) (aus: FRACKOWIAK R. S. J., et al.: Human Brain Function. Academic Press,
1997)

Ein klinisches Beispiel soll die Bedeutung dieser Komponente
deutlich machen: Bei einer Gruppe von Kindern im vorschulischen
Alter, die wegen Verdacht auf Hörstörungen an der HNO-Klinik
untersucht wurden, fanden sich bei mehrmaligen Untersuchungen wechselnde Ergebnisse der Hörbefunde (Audiogramm); die
nachfolgende kinderneurologisch-kinderpsychiatrische Untersu-

chung zeigte, dass bei der Präsentation auditiver Reize stets eine Orientierungsreaktion auftrat, die weiteren Verarbeitungsschritte (Orientierungstätigkeit durch Zuwendung, inhaltlich adäquate Reaktion ...) aber davon abhing, ob das auditive Ereignis für das Kind subjektiv bedeutsam war.

Zusammenfassung: Informationsverarbeitung ist ein aktiver und mehrstufiger Prozess, ist Resultat von Entwicklung (phylo- und ontognetisch) und ein soziales Produkt (Sprache!).

9.3. Entwicklung der Perzeption

Die Strukturen der perzeptiven Analysatoren sind zum Zeitpunkt der Geburt ausgebildet und funktionsfähig. Wenngleich davon auszugehen ist, dass bei Föten und Neugeborenen intermodale Integrationsprozesse auf niedrigerem ZNS-Niveau vorhanden sind, sind diese Prozesse für den Umweltbezug noch nicht nutzbar und daher im Verhalten nicht beobachtbar. Darauf beruhte auch die bis in die 1970er-Jahre verbreitete Ansicht, dass Neugeborene nicht sehen und hören können: das erwartete Hinschauen auf einen akustischen Reiz blieb in dieser Altersperiode aus. Erst durch die Beobachtung der Orientierungsreaktion konnte diese Fehlmeinung überwunden werden. Mittlerweile ist – mittels der Orientierungsreaktion (Herzfrequenz) – nachgewiesen, dass Perzeptionsleistungen (insbesondere akustische) bereits intrauterin stattfinden.

Beim Neugeborenen ist anhand der Orientierungsreaktion für jeden einzelnen Sinneskanal die Funktionsfähigkeit nachweisbar bzw. eine Störung feststellbar. Dies betrifft die Reizverarbeitung bis zum primären Rindenfeld. Die ersten nachgeburtlichen Entwicklungsschritte der Perzeptionsprozesse führen zur Ausbildung von intermodalen Integrationsprozessen – der Verknüpfung von simultanen Reizen unterschiedlicher Sinnesqualität, einer Leistung der Assoziationsfelder. Damit beginnt der Erwerb des amodalen Abbildes als Produkt der individuellen Entwicklung, der noch die nächsten Jahre der Kindheit andauern wird.

Ein Beispiel soll diesen Entwicklungsprozess verdeutlichen (s. Abschnitt 6.4.): Wenn ein Kind im 2. Lebenshalbjahr auf dem Boden krabbelnd einen Löffel entdeckt, ihn ergreift und auf den Boden schlägt, so nimmt es die sinnlichen Eigenschaften (hart, kalt, klirrend) wahr. Diese Erfahrung wird voraussichtlich mehrfach wiederholt und von den Worten der Mutter/des Vaters begleitet »das ist ein Löffel«. Bald danach lernt das Kind den Löffel beim Füttern kennen – als Werkzeug zur Nahrungsaufnahme – und erwirbt – wiederum verbal begleitet und nach häufiger Wiederholung – die »Bedeutung« des Gegenstandes. Ähnlich die Entdeckung des Papiers: ein Blatt Papier ist weiß, raschelt, knistert; die Mutter sagt: »Ein Papier – schau, da kannst du zeichnen«, und das Kind beginnt zu kritzeln. Wiederum die erste Entdeckung der Werkzeugbedeutung des Papiers, die in den folgenden Jahren erweitert werden wird um die umfassende gesellschaftliche Bedeutung des Gegenstandes (die eigenen unterschiedlichen Nutzungsmöglichkeiten des Papiers, das Wissen um die historische Entwicklung von Papyrus zu Papier, um den Zusammenhang von Papier und Buchdruck, um die heutige industrielle Produktionsweise von Papier …). Die Wahrnehmung eines Papierblattes erschließt beim Säugling vorerst nur das modale Abbild, um danach schrittweise zur umfassenden Bedeutung zu führen. Ist der Prozess der Wahrnehmungsentwicklung einmal dort angelangt, umfasst die Wahrnehmung des Papierblattes immer den vollen Bedeutungsumfang und unterscheidet sich damit inhaltlich grundlegend von der Wahrnehmung des Säuglings.

Somit ist festzuhalten, dass Föten und Neugeborene über funktionsfähige Sinnessysteme verfügen, ihre Wahrnehmung sich aber qualitativ von der älterer Kinder und Erwachsener unterscheidet.

Die wesentlichen Entwicklungsschritte der perzeptiven Funktionen im frühen Säuglingsalter betreffen die Ausbildung der intermodalen Integration zwischen den Sinnessystemen und der Integration mit dem motorischen System. Etwa mit Ende des 1. Halbjahres ist die Entwicklung der einfachen perzeptiven Leistungen (monomodal und intermodal) abgeschlossen und die weitere Entwicklung betrifft den Aufbau des amodalen Abbildes.

9.4. Störungen der Perzeption

Störungen der Perzeption können vor allem durch Läsionen in einem der Teile des Analysators bedingt sein, da für die elementaren Wahrnehmungsleistungen Deprivation keine relevante Dysfunktionsursache darstellt. Läsionen im Bereich des Sinnesepithels, der Leitungsbahn (periphere Läsionen) und des primären Rindenfeldes werden stets umschriebene Ausfälle (entsprechend der somatotopen Organisation) zur Folge haben. Läsionen der Assoziationsfelder führen zur Agnosie – beschränkt auf den betroffenen Sinnesbereich. Anhebungen der Reizschwelle können durch Läsionen auf unterschiedlichen Niveaus des Analysators bedingt sein.

In manchen Sinnessystemen (jedenfalls im Bereich des Sehens und Hörens) sind den elementaren Wahrnehmungsformen noch komplexere Wahrnehmungsstrukturen übergeordnet: die akustische Sprachwahrnehmung, die optische Wahrnehmung von Schriftsprache etc. Auf dieser Ebene können deprivationsbedingte Dysfunktionen auftreten.

10. Visuelle Perzeption

10.1. Der optische Analysator

Das periphere Ende liegt in der Augenhöhle und besteht aus dem Augapfel und den Augenmuskeln.

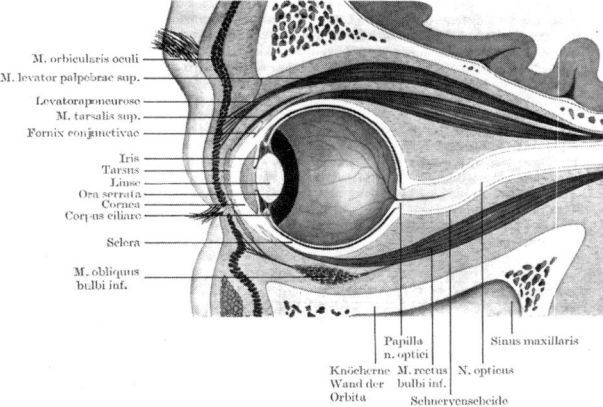

M. orbicularis oculi
M. levator palpebrae sup.
Levatoraponeurose
M. tarsalis sup.
Fornix conjunctivae
Iris
Tarsus
Linse
Ora serrata
Cornea
Corpus ciliare
Sclera
M. obliquus
bulbi inf.
Papilla
n. optici
Sinus maxillaris
Knöcherne
Wand der
Orbita
M. rectus
bulbi inf.
N. opticus
Schnervenscheide

Abb. 19: peripheres Ende des optischen Analysators (aus: ROHEN J. »Funktionelle Anatomie des Nervensystems« Schattauer Verlag 1975)

Die Bestandteile des *Augapfels* (Bulbus oculi) sind:
- Der optische Apparat – Hornhaut, Linse, Glaskörper; hier erfolgt die Brechung und Bündelung der Lichtstrahlen. Die Linse ist in einem Muskelring (M. ciliaris) »aufgehängt«, dessen Kontraktion die Krümmung der Linse variiert.
- Die Netzhaut (Retina): Die innerste Augenhaut enthält im hinteren Abschnitt die Sinneszellen, die die elektromagnetischen Schwingungen (Lichtstrahlen) in Nervenimpulse umwandeln (Stäbchenzellen für Schwarz-Weiß-Sehen, Zapfenzellen für Farbsehen).

- Die mittlere (Chorioidea) und äußere (Sklera) Augenhaut.
  Die Iris (Regenbogenhaut) – ein Teil der mittleren Augenhaut – enthält Muskulatur (Mm. sphincter et dilatator pu-
  pillae) und reguliert den Lichteinfall. Die Sklera ist derb und
  bildet die äußere Hülle, ihr vorderer Anteil ist durchsichtig
  (Hornhaut).

Am Augenhintergrund (Fundus), der beim Blick durch die Pupille
mithilfe des Augenspiegels sichtbar ist, ist der Bereich der Aus-
trittszone des Sehnervs als heller Fleck (Papille) sichtbar; diese
Zone ist frei von Sinneszellen und daher ein »blinder Fleck«. Etwas seitlich davon befindet sich der »gelbe Fleck« (Macula lutea)
mit der Zentralgrube (Fovea centralis), in der die Sinneszellen besonders dicht gelagert sind und daher dort die beste Sehleistung
erzielt wird.

Die äußeren Augenmuskeln bewegen den Augapfel in der Augenhöhle und leisten einen entscheidenden Beitrag zur optischen
Perzeption – die Funktion des Auges ist nur als bewegtes Organ
verstehbar! Die inneren Augenmuskeln regulieren den optischen
Apparat (Änderung der Pupillenweite und der Linsenkrümmung)
und stellen auf diese Weise das Auge auf die konkreten Wahrnehmungsbedingungen im Sinne des Reefferenzprinzips ein.

Die Leitungsbahn ist polyneuronal aufgebaut und besteht aus
verschiedenen Abschnitten:
- Der Sehnerv (N. opticus) führt vom Augapfel bis zur Sehnervenkreuzung
- In der Sehnervenkreuzung (= Chiasma opticum) kreuzen
  jene Fasern die Seite, die aus dem nasalen Teil (der Nase näher liegend) der Retina kommen, nicht aber jene aus dem
  temporalen Teil (der Schläfe näher liegend). Dadurch werden die Inhalte aus dem linken Gesichtsfeld in die rechte
  Hirnhälfte geleitet und umgekehrt.
- Der Sehstrang (Tractus opticus) führt vom Chiasma zum
  seitlichen Kniehöcker (Corpus geniculatum laterale) des

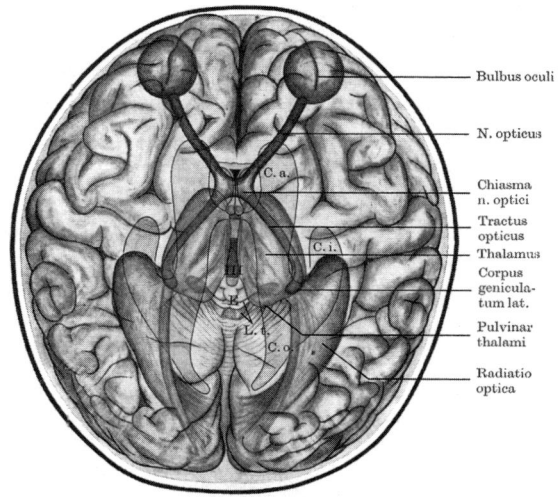

Bulbus oculi

N. opticus

Chiasma
n. optici

Tractus
opticus

Thalamus

Corpus
genicula-
tum lat.

Pulvinar
thalami

Radiatio
optica

Abb. 20: optischer Analysator, Leitungsbahn (aus: ROHEN J. »Funktionelle Anatomie des Nervensystems«, Schattauer Verlag 1975)

Thalamus. Hier erfolgt die subcorticale Umschaltung. Eine
zweite subcorticale Schaltstelle liegt im Mittelhirn (Colliculi
superiores), von wo die rückläufigen Impulse (Reefferenz)
zu den inneren Augenmuskeln ausgehen.

• Die Sehstrahlung (Radiatio optica) führt weiter zum optischen Rindenzentrum im Occipitalpol.

Das zentrale Ende liegt an den Polen der beiden Okzipitallappen.
Die Nervenfasern der Sehbahn führen in das *primäre optische Rindenfeld*, das als Projektionsfeld (somatotope Organisation) eine
Punkt-zu-Punkt-Entsprechung zwischen Retina und Rindenfeld
aufweist. Hier entsteht das modale Abbild. Das sekundäre und
tertiäre optische Rindenfeld (= Assoziationsfelder) dienen der

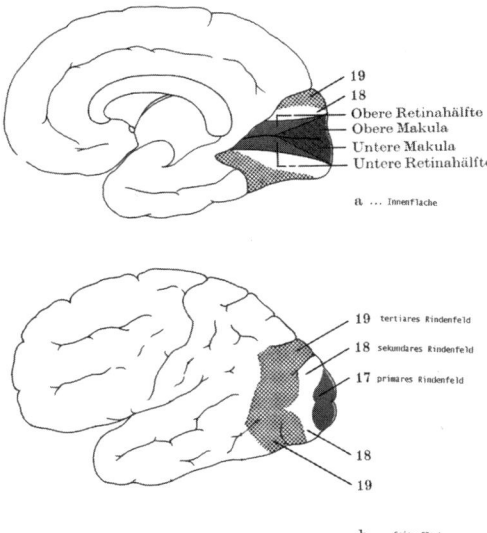

Abb. 21: optischer Analysator, zentrales Ende (aus: ROHEN J. »Funktionelle Anatomie des Nervensystems«, Schattauer Verlag 1975)

funktionellen Integration mit anderen Teilen des Gehirns (amodales Abbild).

10.2. Die Funktion des optischen Analysators

Das Auftreffen der Lichtstrahlen auf der Netzhaut löst eine Orientierungsreaktion (ungerichtet) aus. Im Mittelhirn wird das reefferente Feedback ausgelöst, das die Linsenkrümmung zur Scharfeinstellung (Akkomodation) sowie die Adaptation der Pupillengröße und die Bewegung des Augapfels zur Abbildung auf der Macula (Orientierungstätigkeit) bewirkt.

Die äußeren Augenmuskeln bewirken zwei Arten von Augenbewegungen:

- elementare Augenbewegung: Sakkaden (zuckende Bewegungen), Drifts (langsame Bewegung in eine bestimmte Richtung), Tremor (ständiges Zittern des Augapfels).
  Alle drei Bewegungen werden ununterbrochen vollzogen
  (auch bei anscheinend starrer Betrachtung) und dienen der
  Formwahrnehmung und dem Auflösungsvermögen. Werden die elementaren Augenbewegungen künstlich ausge-
  schaltet, so sinkt die Sehleistung;
- aufgabenabhängige Augenbewegung: das reizauslösende
  Bild wird vom Auge abgetastet (Abbildung auf der Zentralgrube), wobei Areale, die mehr Information bieten, genauer analysiert werden (abhängig von Fragestellung).

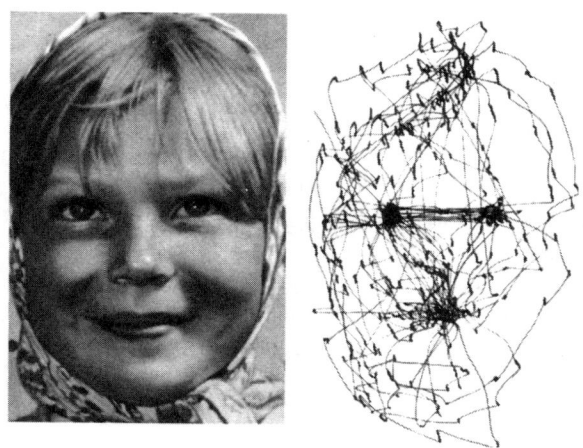

Abb. 22: aufgabenabhängige Augenbewegungen (aus: NOLTE J. »The Human
Brain«, Mosby 2002)

In der rechten Hälfte der Abbildung sind die Augenbewegungen dargestellt, die bei der Betrachtung des Porträts unwillkürlich ausgeführt werden.

Das Netzhautbild ist ein reines Projektionsbild, das über die Leitungsbahnen ins Zentralnervensystem geleitet wird. Im primären Rindenfeld entsteht das modale Abbild, das den Assoziationsfeldern (unter Nutzung der simultanen Reize aus anderen Sinnesbereichen) als »Rohmaterial« für den Aufbau des amodalen Abbildes dient. Dabei spielt die willkürliche Aufmerksamkeit eine ebenso große Rolle wie die aktive Tätigkeit (aufgabenabhängige Augenbewegungen beim Betrachten des Objekts) und der Rückgriff auf frühere Erfahrungen (Gedächtnisinhalte) und auf sprachliche Symbole.

Die folgenden Beispiele sollen den Schritt vom optischen »Rohmaterial« zum amodalen Abbild deutlich machen:

- Umkehrbrille (Experimente von KOHLER): durch eine Prismenbrille wird das Netzhautbild umgedreht, für den Probanden steht »die Welt auf dem Kopf«; als erster Effekt tritt das subjektive Erleben auf, dass das, was man wahrnimmt, irreal ist. Das heißt, dass das Projektionsbild ohne »Bedeutung« ist, da man aus der Erfahrung weiß, dass z. B. Wasser nicht nach oben rinnt. Als Folge dieser Irritation tritt zuerst Inaktivität auf. Durch die praktische (und geistige) Tätigkeit mit den Objekten wird der gegenständliche Inhalt rekonstruiert und nach einer gewissen Zeit »steht die Welt wieder auf den Füßen«, d. h., das amodale Abbild ist wieder normal. An diesem Prozess ist die gesamte Hirnrinde, besonders die sekundären und tertiären Areale beteiligt. Das gleiche Experiment bei Affen führt zu einer deutlich längeren Phase der Inaktivität (da ihr Gehirn weniger sekundäre und tertiäre Rindenfelder hat).
- Formenkonstanz: Ab ca. dem 8. Monat kann ein Objekt unabhängig von seiner Lage im Raum und damit unterschiedlichen Netzhautbildern als identisch erkannt werden, denn

der Prozess des Wendens des Gegenstandes kann durch die geistige Tätigkeit ausgeglichen werden.

- Auch an den Feinheiten der Farbwahrnehmung sind die Assoziationsfelder beteiligt. Das »Rohmaterial« des Farbsehens wird durch die Spezialisierung von Zapfenzellen für bestimmte Wellenlängen und durch Areale im visuellen Cortex, die auf Farbanalyse spezialisiert sind, geliefert. Darüber hinaus aber trägt die Erfahrung eines Urwaldbewohners dazu bei, dass er Grüntöne differenzieren kann, die für einen Mitteleuropäer ununterscheidbar sind.

10.3. Entwicklung der optischen Perzeption

Der optische Analysator des Fötus ist in den letzten Wochen vor der Geburt bereits funktionsfähig. Die intermodalen Integrationsprozesse des Neugeborenen sind vermutlich auf das Niveau des Thalamus beschränkt, jedenfalls vermitteln sie keine »Bedeutungen« und steuern nicht das beobachtbare Verhalten. So kann ein neugeborenes Kind nicht auf einen akustischen Reiz hinschauen. Folgende Funktionen des optischen Systems können beim *Neugeborenen* beobachtet und geprüft werden:

- Die Orientierungsreaktion: Fällt ein Lichtstrahl (Taschenlampe) in das Auge des Kindes, tritt eine Orientierungsreaktion auf, die anhand der Verhaltensänderung (Spontanbewegungen) und anhand der Veränderung vegetativer Parameter (Atmung, Saugfrequenz, Herzfrequenz) beobachtet werden kann.
- Optische Fixation und optische Folgebewegungen: Wird ein Objekt in einer Distanz von etwa 18 cm vor das Gesicht des Kindes gehalten, so fixiert das Kind das Objekt mit seinem Blick anfangs kurzzeitig. Wird dieses Objekt horizontal hin und her bewegt, so kann das Kind dieser Bewegung in einem Winkel von anfangs 30 Grad folgen. Für die Auslö-

sung dieser Reaktionen ist die »Wirksamkeit« des optischen
Stimulus bedeutsam – am »attraktivsten« sind gelb-orange-
rote Farbtöne und starke Hell-Dunkel-Kontraste.

Beim *Säugling* nehmen Fixationsdauer und Umfang der Nach-
blickbewegungen rasch zu. Bei der Auslösung der Nachblickreak-
tion wird erst im Alter von vier Monaten das menschliche Gesicht
einem Streifenmuster vorgezogen.[47] Die nächsten Entwicklungsschritte betreffen die Leistungen der intermodalen Integration:

- Die auditiv-visuelle Integration entwickelt sich zwischen
  4.–6. Monat: das Kind erwirbt die Kompetenz, auf einen
  akustischen Reiz hinzuschauen oder, anders formuliert, einem akustischen Reiz optische Qualität zuzuordnen.
- Visuomotorische Integration (s. Abschnitt 8.3.):
  o etwa Ende des 2. Monats: Die erstmalige »Entdeckung
    der eigenen Hand« durch die Kooperation von drei Ana-
    lysatoren: Bewegen der Hand + Sehen der Hand + Be-
    wegungsempfindung. Im 3. Monat nimmt die Beobach-
    tung der eigenen Hand in der Wachzeit des Kindes eine
    zentrale Stellung ein.
  o Ab dem 4. Monat entwickelt das Kind die Kompetenz,
    optisch gesteuerte, zielgerichtete Bewegungen auszu-
    führen.
- Bis zum Ende des 1. Lebensjahres kommt es zu einer kon-
  tinuierlichen Verbesserung der konjugierten Blickbewegungen – 36 % der Neugeborenen haben eine inkonstante
  Schielstellung der Augen, die im 12. Monat nur mehr bei
  knapp 10 % beobachtbar ist.[48]
- Die optische Raumwahrnehmung ist in erster Linie als intermodale Integrationsleistung zwischen dem optischen und
  dem kinästhetischen System zu verstehen: Die Abbildgrö-

---

47   BERGER (1982)
48   BERGER (1982)

ße des Objekts auf der Retina wird zu den Bewegungsinformationen aus den (inneren und äußeren) Augenmuskeln, die durch Akkomodation und Paralaxe zustande kommen und zu Bewegungserfahrungen im Raum (hingreifen, hingehen) in Beziehung gesetzt und gespeichert. Dieser Entwicklungsprozess reicht etwa bis ins Vorschulalter.

* Die Entwicklung des amodalen Abbildes ist durch den Erwerb der Formkonstanz (ca. 8. Monat) und der Objektpermanenz (ca. 9. Monat) repräsentiert.

10.4. Störungen des optischen Analysators

Störungen des peripheren Endes fallen in erster Linie in den Aufgabenbereich des Augenarztes. Sie können aber entwicklungsneurologisch insofern relevant sein, als Verzerrungen des Netzhautbildes z. B. durch Astigmatismus Konsequenzen für die Entwicklung der ZNS-Strukturen (s. Abschnitt 4.2. Deprivationsforschung) und damit langfristig für die Qualität der optischen Perzeption haben können.

Störungen der Leitungsbahn können im Rahmen degenerativer Prozesse (Abbauprozesse von Nervenfasern oder ihrer Markscheiden z. B. auch nach Schädel-Hirn-Traumen) auftreten oder in Form lokalisierter Läsionen z. B. durch einen Tumor, der Druck auf einen Teil der Sehbahn ausübt, oder durch ein Trauma, das zur (partiellen oder totalen) Durchtrennung der Leitungsbahn führen kann. Degenerative Prozesse führen zu einem progredienten Visusverlust (Sehverschlechterung), lokalisierte Läsionen zum (partiellen oder totalen) Gesichtsfeldausfall (Skotom).

Die Funktionsausfälle durch Störungen des zentralen Endes durch mechanische Läsion, Entzündung oder Blutung sind von der Lokalisation abhängig: Läsionen im primären Rindenfeld führen zu Gesichtsfeldausfällen, die kompensiert werden können, wenn die Läsion in der dominanten Hemisphäre lokalisiert ist. Bei Läsionen des sekundären und tertiären Rindenfeldes kann es zu Störungen verschiedener Teilaspekte komplexer optischer Wahrnehmungsleistungen, die dem Oberbegriff der Agnosie (Aufbau des amodalen Abbildes) zugeordnet sind, kommen, z. B. Störungen der Buchstabenwahrnehmung, der Gesichtserkennung oder auch der Bewegungswahrnehmung. Optische Agnosien können teilweise über den taktilen Bereich kompensiert werden. Läsionen auf der dominanten Hemisphäre führen eher zu Störungen von sprachbezogenen Inhalten (Buchstabenagnosie), auf der subdominanten Hemisphäre zu Störungen der ganzheitlichen Wahrnehmung (Gesichtsagnosie).

Störungen komplexer optischer Wahrnehmungsleistungen – der räumlichen Orientierung, der Differenzierung von »Vordergrund – Hintergrund«, des Erkennens des kommunikativen mimischen Ausdrucks – kommen bei Störungen der schulischen Leistungsfähigkeit (Lernstörungen), aber auch bei Störungen des sozialen Kontakts (z. B. Störungen aus dem autistischen Spektrum) zum Ausdruck. Im Allgemeinen sind weder Störungen der biologischen Struktur noch eindeutige Deprivationsursachen nachweisbar. Somit liegen die Ursachen dieser Dysfunktionen, die für die kindliche Entwicklung von eminenter Bedeutung sein können, nach wie vor im Dunkeln.

Die Untersuchungsmöglichkeiten bei Störungen der optischen Perzeption sind auf verschiedene Spezialdisziplinen verteilt, von denen der Augenarzt nur einen Teil abdeckt. Er prüft die Sehschärfe, die Augenmotilität, das Gesichtsfeld und den Augenhintergrund sowie das Farbsehen. In das Aufgabengebiet des Neurologen gehört ebenfalls die Untersuchung der Augenbewegungen und vor allem die Beantwortung der Frage, ob optische Eindrücke bis zum Cortex gelangen; dazu dienen die Prüfung visuell evozierter Potenziale (VEP) und der Orientierungsreaktion. In das Gebiet der Neuropsychologie gehört die Diagnostik höherer corticaler Funktionen z. B. der optischen Agnosie.

Möglichkeiten der Therapie gibt es vor allem bei Störungen des peripheren Endes (Brillenkorrektur, operative Behandlungen etc.), beim Strabismus (Schielen) durch die orthoptische Behandlung und bei komplexeren Wahrnehmungsstörungen das optische Perzeptionstraining. Sehbehinderung und Blindheit – angeboren oder erworben – sind in der Entwicklung von Kindern ein zentrales Thema für eine spezialisierte behindertenpädagogische Intervention (Sehbehinderten- und Blindenpädagogik).

11. Akustische Perzeption

11.1. Der akustische Analysator

Das periphere Ende ist das Ohr, das aus verschiedenen Teilen besteht.

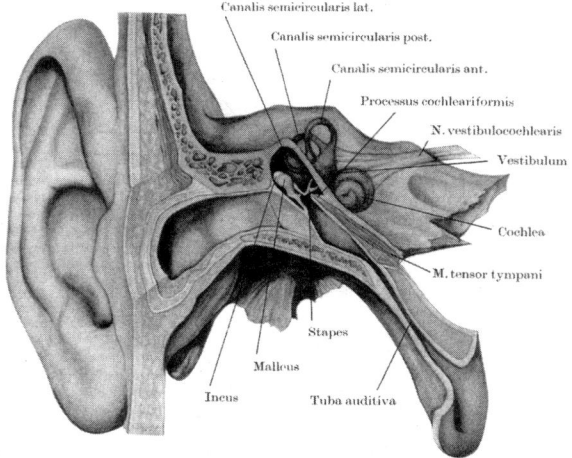

Abb. 23: das Ohr (aus: ROHEN J. »Funktionelle Anatomie des Nervensystems«, Schattauer Verlag 1975)

Das Ohr besteht aus folgenden Anteilen:
- dem äußeren Ohr: Ohrmuschel, Gehörgang (bis zum Trommelfell),
- dem Mittelohr:
  - Paukenhöhle (Cavum tympani) + Ohrtrompete (Tuba auditiva),

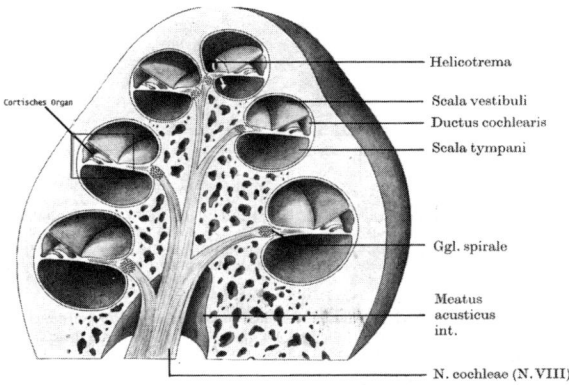

Abb. 24: Cochlea (aus: ROHEN J. »Funktionelle Anatomie des Nervensystems«, Schattauer Verlag 1975)

- o   drei Gehörknöchelchen (Hammer, Amboss, Steigbügel) und
- o   zwei Muskeln (Musculus stapedius, M. tensor tympani = Reefferenz!).
- • Im Innenohr liegt im Inneren eines Knochens (Os temporale) in der Schädelbasis die
  - o   Schnecke (Cochlea) mit dem Cortischen Organ. Das Cortische Organ liegt in einem flüssigkeitsgefüllten Gang und ist Träger der Sinneszellen.
  (Vorhof und Bogengänge liegen ebenfalls im Innenohr; sie bilden das »Gleichgewichtsorgan«).

Die Leitungsbahn ist polyneuronal aufgebaut und besteht aus verschiedenen Abschnitten: Der *Hörnerv* (N. vestibulocochlearis, VIII. Hirnnerv) führt vom Cortischen Organ in die Medulla oblongata. Die nächsten Neurone bilden die *Hörbahn* und führen – nach teilweiser Kreuzung – durch das Mittelhirn; hier ist der Ausgangspunkt von Reefferenzen. Die nächste Schaltstelle liegt im Thalamus (medialer Kniehöcker), von dort erfolgt die Weiterleitung zum Cortex.

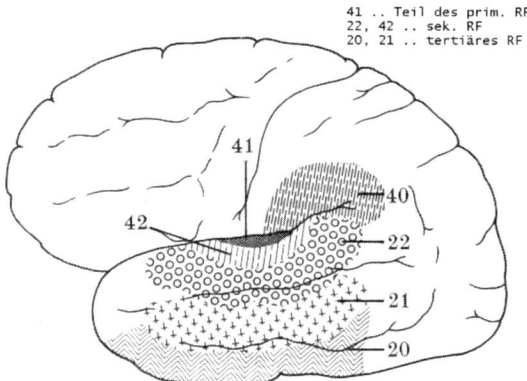

41 .. Teil des prim. RF
22, 42 .. sek. RF
20, 21 .. tertiäres RF

Abb. 25: akustischer Analysator, zentrales Ende (aus: ROHEN J. »Funktionelle Anatomie des Nervensystems«, Schattauer Verlag 1975)

Das zentrale Ende liegt im Schläfenlappen. Das primäre Rindenfeld liegt in der Sylvi'schen Furche an der der Insel zugewandten Seite in der *Heschl'schen Querwindung*; es ist somatotop organisiert und trägt die Projektion der Schnecke in aufgerollter Form. Die Assoziationsfelder (sekundäres, tertiäres RF) liegen an der Außenfläche des Schläfenlappens.

Der *Stimm- und Artikulationsapparat* ist funktionell als Teil des akustischen Analysators zu betrachten: Die Artikulationsbewegungen der Zunge und der Lippen unterstützen die phonetische Analyse, das »innere Nachsingen«, eine Aktivität der Stimmmuskeln ist an der Differenzierung der Tonhöhe beteiligt.

11.2. Die Funktion des akustischen Analysators

Luftschwingungen gelangen durch den äußeren Gehörgang zum Trommelfell und versetzen dieses in Schwingung. Diese Bewegungen werden an die Gehörknöchelchen im Mittelohr weitergegeben. Das letzte Gehörknöchelchen, der Steigbügel (Stapes) gibt diese Bewegungen an die Flüssigkeit des Innenohres (Peri-lymphe). Die Wellen der Perilymphe werden über eine Membran an die Edolymphe übertragen, in die die Härchen der Sinneszellen des Cortischen Organs ragen. Durch die Bewegungen der Här-chen werden die Sinneszellen erregt und Schwingungen in Ner-venimpulse umgewandelt, die über die polyneuronale Hörbahn – mit Umschaltung in der Medulla oblongata, im Mittelhirn und im Thalamus – zum Cortex geleitet werden. Das menschliche Ohr kann Schwingungen im Bereich von 16–16 000 Hz verarbeiten.

Mit Eintreffen des Nervenimpulses im Hirnstamm wird die Ori-entierungsreaktion und im Mittelhirn die Reefferenz (Kontraktion oder Erschlaffung der Mittelohrmuskeln) ausgelöst, die von der Orientierungstätigkeit (räumliche Zuwendung zum Schallereig-nis) gefolgt ist. Im primären Rindenfeld erfolgt eine Verlängerung und Stabilisierung der Reize und die modale Reizanalyse (Ton-höhe) sowie die Auslösung von reefferenten Signalen, die ver-mutlich zur Differenzierung zwischen bedeutsamen akustischen Signalen und Hintergrundgeräuschen beitragen. Im sekundären und tertiären Rindenfeld erfolgen höhere intermodale Integrati-onsleistungen (einschließlich der Verarbeitung der Informationen aus dem Stimm- und Artikulationsapparat) und der Aufbau von Bedeutungen (amodales Abbild) – das Erkennen von Geräuschen, die Differenzierung von simultanen Gruppen und konsekutiven Serien als Basis von Sprach- und Musikwahrnehmung. Die Funk-tionen der Assoziationsfelder unterscheiden sich in den beiden Hemisphären *(Hemisphärenasymmetrie)*: Die sprachdominante (meist linke) Hemisphäre ist spezialisiert auf analysierende Tätig-keit – phonetisches Hören, audioverbales Gedächtnis, aber auch Musikanalyse. Die subdominante (meist rechte) Hemisphäre ist spezialisiert auf die ganzheitliche Verarbeitung von Sprache (Sprachmelodie) und Musik.

11.3. Die Entwicklung des akustischen Analysators

Auch der akustische Analysator des Fötus ist in den letzten Wochen vor der Geburt bereits funktionsfähig. Messungen der intrauterinen Herzfrequenz zeigen, dass nach Präsentation von akustischen Reizen Änderungen der Herzfrequenz als Ausdruck der Orientierungsreaktion nachweisbar sind. Diese Reaktion fällt bei Wahrnehmung menschlicher Sprache anders aus als bei anderen Geräuschen (z. B. Vogelgezwitscher). Sprachlaute werden also schon vorgeburtlich als spezifische Reize wahrgenommen, wobei die Frage offen bleiben muss, ob vorgeburtlich erworbene oder biologisch vererbte Eigenschaften (Detektoren in der Hirnrinde) die Grundlage dafür sind. Jedenfalls ist davon auszugehen, dass das Kind bereits intrauterin reichhaltige Erfahrungen mit der menschlichen Sprache macht. Es hört Sprachlaute aus der Umwelt (gefiltert durch die Bauchdecke der Mutter und die Amnionflüssigkeit – die ersten Untersuchungen über die Qualität der Schallwellen, die an das Ohr des Fötus herankommen, stammen von dem französischen Ohrenarzt TOMATIS) und die Sprachlaute der Mutter über den Körperschall. Immer dann, wenn die sprachliche Kommunikation der Mutter mit emotionalen Reaktionen verbunden ist, wirkt diese Koppelung durch Ausschüttung der Stresshormone der Mutter auch auf den Fötus. Es wäre also durchaus denkbar, dass diese vielfältige Erfahrung als intrauteriner Lernprozess zu verstehen ist, der den Sprachlauten bereits vorgeburtlich ihre besondere Bedeutung verleiht.

Beim Neugeborenen ist bei Präsentation eines akustischen Reizes eine Orientierungsreaktion, bei ca. 20 % auch der rudimentäre Ansatz einer Orientierungstätigkeit auslösbar. Darüber hinaus steuern jedenfalls die intermodalen Integrationsprozesse des Neugeborenen, die es zweifellos gibt, nicht das beobachtbare Verhalten.

Im Säuglingsalter dauert es noch geraume Zeit, bis die auditivvisuelle Integration so weit entwickelt ist, dass sie eine Orientierungstätigkeit im Sinne des Hinschauens auf einen akustischen Reiz tragen kann: Im 4. Monat zeigt ein Drittel der Säuglinge diese Kompetenz. Auch hier besteht eine deutliche Abhängigkeit von der Stimulusqualität: die auditiv-visuelle Lokalisation ist durch das Rascheln von Seidenpapier bei 33 % auslösbar, durch einen Glockenton nur bei 11 %. Erst im 6. Monat ist die auditiv-visuelle Lokalisationsleistung bei allen Kindern nachweisbar.[49]

Die weitere Entwicklung, die etwa im 2. Halbjahr ihren Anfang nimmt, betrifft vor allem die Differenzierung der Tonhöhe (unter Mitwirkung des Stimmapparates) und den Erwerb des phonetischen Hörens (unter Mitwirkung des Artikulationsapparates) als Grundlage der Lautsprachentwicklung (s. Abschnitt Sprache).

11.4. Störungen der akustischen Perzeption

Störungen des peripheren Endes können das äußere Ohr und das Mittelohr betreffen und führen zu einer Störung der Schallleitung. Bei Schädigungen des Innenohres treten Schallumwandlungsstörungen auf; dies ist meist bei angeborener Hörbehinderung der Fall. Diese Störungen führen zu einer Anhebung der Reizschwelle, die meist frequenzspezifisch ist. Das heißt, dass in bestimmten Tonlagen ein lauterer Ton erforderlich ist, um zur Wahrnehmung zu gelangen. Im Bereich der Leitungsbahn kommt es zu Ausfällen der Reizleitung. Läsionen im primären Rindenfeld führen zu frequenzspezifischen Ausfällen – Tonhöhenanalyse und Reizstabilisierung sind beeinträchtigt, woraus eine allgemeine Störung der Reizanalyse und eine Erhöhung der Reizschwelle resultiert.

Störungen im Bereich der Assoziationsfelder führen zu *akustischer Agnosie* (Störung des Erkennens akustischer Reize). Dies bedeutet auf der sprachdominanten Hemisphäre (meist links) eine Störung der Verarbeitung von Sprachlauten (Störung des

---

49   SCHUCH in BERGER (1982)

phonetischen Hörens und des audioverbalen Gedächtnisses), der das klinische Bild der Wernicke-(Dys-)Aphasie entspricht: Störung der Sprachrezeption; fehlerhafter Satzbau [z. B. »Ich war auf dem Berg bin ich oben gewesen«], Verwechslung von Wörtern mit ähnlicher Bedeutung (= semantische Paraphasie). Bei Läsionen auf der subdominanten Hemisphäre (meist rechts) kommt es zur Störung der Verarbeitung nichtsprachlicher Laute (sensorische Amusie) – Störung des musikalischen Hörens, Störung der Reproduktion rhythmischer Klangfolgen.

Die Relevanz von Hörstörungen für die kindliche Entwicklung bezieht sich vor allem auf die Entwicklung der Lautsprache (vgl. Wygotski'sche Regel) und der damit verbundenen Begriffsbildung (Denken!) und der Kommunikation. Aus diesem Grund kommt der frühzeitigen Diagnostik von Hörstörungen besondere Bedeutung zu. Die Orientierungsreaktion erlaubt eine erste Diagnose bereits im Neugeborenen- und Säuglingsalter. Die Untersuchungstechniken der Pädaudiologie, die sich – neben technischen Untersuchungen (BERA, akustisch evozierte Potenziale im Hirnstamm) – ebenfalls auf die Orientierungsreaktion und Orientierungstätigkeit stützt, macht bereits im Kleinkindalter eine frequenzspezifische Diagnostik und damit eine Hörgeräteversorgung möglich.

Störungen, die zur Erhöhung der Reizschwelle führen (peripheres Ende, Leitungsbahn, Projektionsfeld) können durch Hörgeräte, die eine frequenzspezifische Verstärkung der Reizintensität ermöglichen, kompensiert werden. Die Frage der Anwendung des Cochleaimplantats (CI, einer »künstlichen Schnecke«) wird trotz immer weiterer technischer Perfektionierung nach wie vor kontroversiell diskutiert. Auf der einen Seite steht die Betonung, dass das CI eine weitgehend normale Hör- und Sprachentwicklung ermöglicht. Auf der anderen Seite stehen kritische Einwände, dass das Kind trotzdem gehörlos bleibt und unter verschiedenen Bedingungen (technische Störung, im Schwimmbad etc.) das CI nicht nutzbar ist. Die zweisprachige Erziehung (laut- und gebärdensprachlich) ist zweifellos die adäquate Antwort auf dieses Problem – unabhängig von der Entscheidung für oder gegen ein Cochleaimplantat.

Bei den Störungen der Integrationsfunktionen (Formen der akustischen Agnosie bzw. Amusie[50]) kann durch Übungsbehandlung eine Funktionsverbesserung erzielt werden. Ist eine Funktionsverbesserung im sprachrelevanten Wahrnehmungsbereich des akustischen Analysators nicht möglich, kommt der Kompensation über andere Analysatoren (z. B. Gebärdensprache) entscheidende Bedeutung zu.

---

50   Die Erscheinungsformen der Amusie stellt Oliver Sacks (2008) dar.

12. Taktil-kinästhetische Perzeption

Berührungsempfindung (taktil) und Bewegungsempfindung (kinästhetisch; auch Tiefensensibilität) sind zwei Sinnesqualitäten, die aber eine Reihe von Gemeinsamkeiten aufweisen.

12.1. Der taktil-kinästhetische Analysator

Die beiden Sinnesqualitäten haben das zentrale Ende des Analysators gemeinsam, die peripheren Enden und die Leitungsbahnen sind unterschiedlich. Der kinästhetische Anteil ist gleichzeitig das Reafferenz-System des motorischen Analysators.

Der »Doppelanalysator« hat zwei unterschiedliche periphere Enden:

- Die taktile Perzeption wird durch die Oberflächenrezeptoren in der Haut vermittelt. Es handelt sich um verschieden gestaltete Tastkörperchen (Mechanorezeptoren) und freie Nervenendigungen, die verschiedene Berührungsqualitäten von der Körperoberfläche verarbeiten (Umwandlung von Druck, Berührung in Nervenimpulse).
- Die kinästhetische Perzeption (auch: Tiefensensibilität, Propriozeption) wird durch Rezeptoren in den Muskeln, den Sehnen und Gelenkskapseln vermittelt. Diese Rezeptoren (Muskel- und Sehnenspindeln ...) reagieren auf die Spannungsänderungen des Muskel- und Bindegewebes und können dadurch Auskunft über den Spannungszustand des aktiven Bewegungsapparates geben.

Die Leitungsbahn ist polyneuronal aufgebaut und beginnt mit dem peripheren Nerv (s. Abschnitt 5.2.), in dem taktile und kinästhetische Fasern gemeinsam laufen. Über das Ganglion spinale

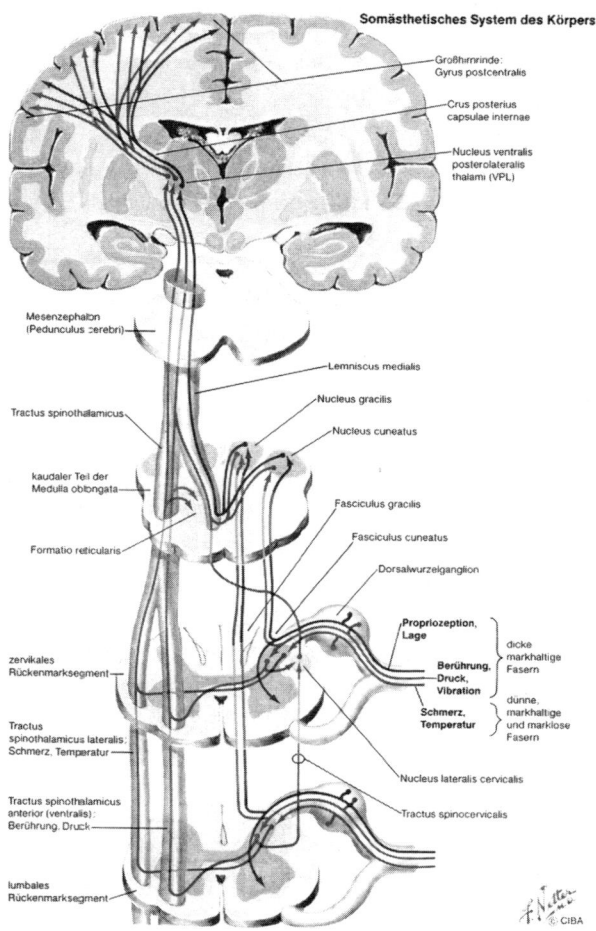

Abb. 26: taktil-kinästhetische Leitungsbahnen (aus: NETTER, KRÄMER, »Farbat-lanten der Medizin, Bd. 5, Nervensystem I«, Thieme, 1987)

und die Hinterwurzel gelangen die Fasern ins Rückenmark. Hier teilen sich die Fasern nach Empfindungsqualitäten und steigen in verschiedenen Strängen im Rückenmark auf:

- Dicke markhaltige Fasern für die kinästhetischen Informationen, aber auch für die Oberflächenqualitäten Berührung, Druck und Vibration steigen im Hinterstrang des Rückenmarks auf und werden in der Medulla oblongata umgeschaltet.
- Dünne (markhaltige und marklose) Fasern für die Empfindung von Schmerz und Temperatur steigen im Seitenstrang des Rückenmarks auf und werden erst im Thalamus umgeschaltet.

Innerhalb der Rückenmarkssegmente werden Fasern für die Reflexe abgegeben, die direkt auf Rückenmarksniveau realisiert werden (Eigen- und Fremdreflexe, s. Abschnitt 8.1.). Die Kreuzung der Körperseite erfolgt in unterschiedlichen Höhen des Rückenmarks, sodass auf der Höhe des Mittelhirns bereits alle Fasern auf der gegenüberliegenden Seite des ZNS liegen und in den Thalamus gelangen und von dort an die Hirnrinde weitergeleitet werden.

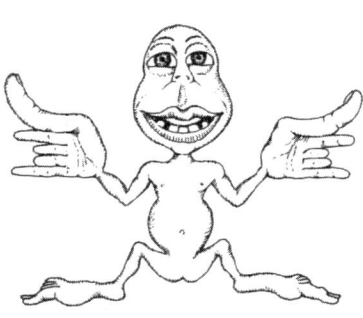

Abb. 27: sensibler Homunculus (aus: KANDEL, HAWKINS, Spektrum der Wissenschaft Spezial 1, 1993)

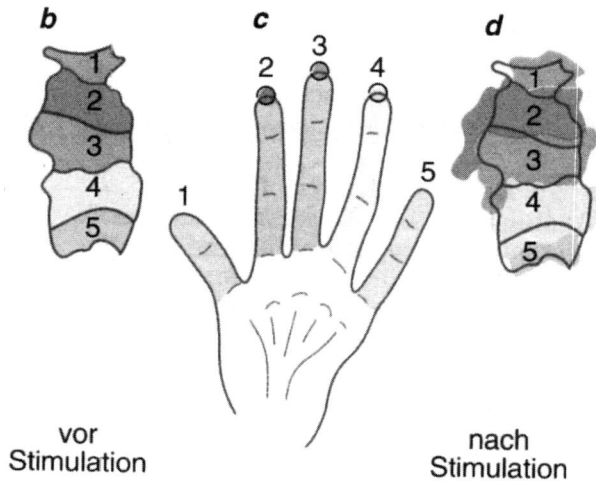

Abb. 28: Größenverhältnisse zentraler sensibler Projektionen (aus: KANDEL, HAWKINS, Spektrum der Wissenschaft Spezial 1, 1993)

Das zentrale Ende ist für die beiden Anteile des »Doppelanalysators« und für alle Empfindungsqualitäten gemeinsam. Es liegt im Bereich des Scheitellappens. Das somatotop organisierte primäre Rindenfeld liegt in der hinteren Zentralwindung (Gyrus postcentralis) und zeigt – ähnlich wie das primäre motorische Feld – eine funktionelle Projektion der Körperteile (sensibler Homunculus). Die Assoziationsfelder liegen in den hinteren Teilen an der Seitenfläche und Innenfläche des Scheitellappens.

Die Größenverhältnisse sensibler Projektionen sind grundsätzlich von der funktionellen Relevanz abhängig und zusätzlich durch »Übung« veränderbar. Im Tierversuch[51] wurde nachgewiesen, dass die Größe des Projektionsfeldes einer Fingerspitze nach einer Periode gezielter Aufmerksamkeitszuwendung zu dieser

---

51   Von MERZENICH, ALLARD et al. (1988) an Nachtaffen

Fingerspitze (Drehen einer Scheibe mit diesem Finger) deutlich zugenommen hatte.

12.2. Die Funktion des taktil-kinästhetischen Analysators

Der taktile Anteil verarbeitet mechanische und thermische *Reize an der äußeren Körperoberfläche* (Haut, Schleimhäute), die durch die entsprechenden Rezeptoren (Tast-, Schmerz-, Temperaturrezeptoren) in Nervenimpulse umgewandelt und ins ZNS geleitet werden.

Der kinästhetische Anteil (= Tiefensensibilität, Propriozeption) verarbeitet Impulse, die aus dem aktiven Bewegungsapparat stammen: Dehnungen der Muskulatur und der Sehnen durch aktive oder passive Bewegungen werden über die Rezeptoren des kinästhetischen Systems (Muskelspindeln und Sehnenkörperchen) in Nervenimpulse umgewandelt und ins ZNS geleitet. Die *Bewegungsempfindung* ist ein wesentlicher Bestandteil der Bewegungssteuerung (Bewegungskontrolle!) und kann als funktioneller Bestandteil des motorischen Analysators betrachtet werden (*Reafferenzprinzip!*).

Da die Reafferenz bei allen Formen von Bewegung (neben den Extremitätenbewegungen in der Stato-, Loko- und Visuomotorik auch bei den Sprechbewegungen, den Augenbewegungen) eine wichtige Rolle spielt, reicht die Bedeutung der kinästhetischen Perzeption weit über die unmittelbaren Funktionen des Analysators hinaus. Die Informationen über die Bewegungseffekte der unterschiedlichsten Bewegungen fließen als integraler Bestandteil in komplexe Funktionen (optische Perzeption, Raumwahrnehmung – s. Abschnitt 15.1. –, Sprechfunktionen, Tonhöhenwahrnehmung etc.) ein und Störungen der kinästhetischen Reafferenz können zu Störungen dieser komplexen Funktionen führen. Somit ist der kinästhetische Analysator auch für andere Analysatoren von Bedeutung.

12.3. Störungen des taktil-kinästhetischen Analysators

Läsionen zwischen den peripheren Rezeptoren und dem primären Rindenfeld führen zur Beeinträchtigung von Berührungs-, Schmerz-, Temperaturempfindungen bzw. von Bewegungsempfindungen in der betroffenen Körperregion. Störungen der Oberflächensensibilität gehen mit erhöhter Verletzungsgefahr einher; dies ist besonders bei einer sehr seltenen angeborenen Störung, der hereditären sensorischen Neuropathie (angeborenes Fehlen aller sensiblen Fasern), der Fall. Störungen der Tiefensensibilität (z. B. nach traumatischer Läsion im Rückenmark oder im Parietallappen) führen zu (umschriebenen) Störungen der Bewegungskontrolle.

Läsionen in den Assoziationsfeldern (z. B. bei erworbenen Hirnschädigungen) haben zur Folge, dass die Synthese einzelner Stimuli zu einer Gesamtstruktur und die Bedeutungszuordnung gestört sind (taktile Agnosie). Eine Störung der kinästhetischen Rückmeldung über Bewegungsvorgänge führt zu einer Beeinträchtigung der afferenten Grundlagen der Bewegungsplanung (afferente Apraxie) und der Bewegungskontrolle (afferente Ataxie), die in einem Verlust der Bewegungspräzision und der Bewegungsstruktur zum Ausdruck kommen. Dieses Symptom kann auch den Bereich der Sprache betreffen = afferente motorische Aphasie (Störungen der Artikulation).

Störungen der motorischen Kontrolle und der Bewegungsorganisation treten als Leitsymptom bei kindlichen Entwicklungsstörungen relativ häufig auf. Strukturelle Läsionen sind in diesen Fällen praktisch nie nachweisbar. Die Hypothese, dass diesen Störungen eine Dysfunktion des kinästhetischen Feedbacks zugrunde liegt, ist durch das klinische Bild gestützt, aber nicht mit Sicherheit belegbar. Die Auswirkungen dieses Syndroms auf die Gesamtentwicklung des Kindes sind weitreichend und manifestieren sich neben den Auffälligkeiten der Bewegung (verlangsamte stato- und lokomotorische Entwicklung, schlechte Handschrift,

Ungeschicklichkeit bei Alltagsbewegungen, *clumsy child*), der expressiven Lautsprache (Verwechslung ähnlicher Artikuleme beim Sprechen) auch im psycho-sozialen Bereich (Schulleistungsstörungen, Schwierigkeiten im Sozialkontakt). Dieses komplexe Störungsbild wurde als kinderpsychiatrische Diagnose (entwicklungsbezogene Koordinationsstörung bzw. *developmental coordination disorder* – DSM-IV) zusammengefasst, die in den Randbereichen der Störungen des autistischen Spektrums angesiedelt ist. In klinischen und epidemiologischen Studien wird auf die hohe Zahl von Überschneidungen mit anderen kinderpsychiatrischen Diagnosen (insbesondere ADHD, Dyslexie) hingewiesen.[52] Für die Diagnostik eignet sich die *Movement Assessment Battery for Children* (M-ABC)

Übungsbehandlung bezieht sich vor allem auf die Übung von Integrationsleistungen – z. B. taktil-kinästhetisch-motorische Integration (z. B. sensorische Integration nach J. AYRES).

---

52 HENDERSON, HENDERSON (2003)

13. Gleichgewicht

Gleichgewicht meint die Aufrechterhaltung der vertikalen Körperposition gegen die Schwerkraft. Es handelt sich um eine multimodale Funktion, an der mehrere Funktionssysteme beteiligt sind:
- das vestibulo-cerebelläre System,
- das kinästhetische System,
- das optische System.

Die ständig vorhandene Schwerkraftwirkung hat wesentlichen Anteil an dieser Funktion. Die konstanten Informationen aus diesen Funktionssystemen an die Formatio reticularis sind auch für das Regulationssystem der Steuerung des (corticalen) Tonus, der Vigilanz und des Bewusstseinszustandes (LURIJA) von besonderer Bedeutung.

13.1. Das vestibulo-cerebelläre System

Im Innenohr liegen (nahe der Cochlea des akustischen Systems) zwei Rezeptorsysteme, die das periphere Ende des Gleichgewichtsapparates darstellen:
- Im Vestibulum liegen Sinneszellen, die auf die *Schwerkraftwirkung* reagieren; sie liefern Informationen über die *Stellung des Kopfes* im Raum.
- In den Bogengängen liegen Sinneszellen, deren Härchen – ähnlich wie im Cortischen Organ – durch Flüssigkeit (Endolymphe) bewegt werden und auf *Beschleunigung* ansprechen. Sie liefern Informationen über *Bewegungsänderungen des Kopfes* in drei Ebenen.

Diese Sinneszellen wandeln den mechanischen Reiz der Schwerkraftwirkung und der Wirkung von Beschleunigung / Entschleunigung in Nervenimpulse um, die über den achten Hirnnerv – gemeinsam mit dem Hörnerv als Nervus stato-acusticus – in die Medulla oblongata geleitet werden; dort erfolgt die Umschaltung und Weiterleitung ins Kleinhirn (Paläocerebellum) und an die Hirnrinde.

Das zentrale Ende des Analysators, das »Netzwerk corticaler vestibulärer Areale«, liegt im Schläfenlappen (in der Umgebung der Sylvi'schen Furche). Die Zellen dieser Areale reagieren auf vestibuläre, kinästhetische und optische Reize[53], was die enge Kooperation dieser drei Funktionssysteme belegt.

13.2. Die Funktion Gleichgewicht

»Gleichgewicht« bedeutet die Modulation der aufrechten Körperhaltung, die Bewegung und Haltung von Körperteilen zueinander und gegen die Schwerkraft. Es wird realisiert durch Integration der Wahrnehmung von Haltungen und Bewegungsänderungen des Kopfes durch das vestibulo-cerebelläre System und der Wahrnehmung der Position und Bewegung von Körperteilen durch das kinästhetische System in Verbindung mit der optischen Orientierung.

Das Phänomen des »Höhenschwindels« zeigt die Komplexität dieser Funktion:[54] Höhenschwindel ist ein optisch induziertes Syndrom von subjektiver Empfindung der Instabilität des freien Standes und der Fortbewegung kombiniert mit vegetativen Symptomen und allgemeinem Missbefinden. Die biologische Grundlage dieses Phänomens liegt in einer Störung der Kalibrierung zwischen den kinästhetischen und optischen Informationen. Die

---

53   FRACKOWIAK et al. (1997)
54   BRANDT et al. (1979)

normalen Körperschwankungen bei freiem Stand verursachen eine Seitbewegung des Kopfes von ca. 2 cm. Dies führt zu einer Verschiebung des Retinabildes, die bei den üblichen Objektentfernungen mit den kinästhetischen Informationen über das Ausmaß der Schwankbewegungen kalibriert ist. In einer Höhe von ca. 20 m ist aufgrund der größeren Entfernung der Objekte die Verschiebung des Retinabildes geringer, als es der Schwankbewegung entsprechen würde. Diese Diskrepanz wird vom Gehirn als Schwindelgefühl signalisiert. Die psychische Verarbeitung kann dieses biologische Phänomen verstärken und Angst produzieren oder durch Training abschwächen.

13.3. Entwicklung und Gleichgewicht

Die biologischen Systeme der Gleichgewichtsfunktion sind früh funktionsfähig. Sie sind im Säuglingsalter ein wesentlicher Kanal der Umweltperzeption; Bewegung (Schaukeln etc.) wirkt entweder entspannend, beruhigend oder stimulierend (Wachheit, Aufmerksamkeit) – je nach Ausgangssituation.

Gleichgewicht spielt eine zentrale Rolle in der Bewegungsentwicklung: Im ersten Halbjahr stellen die Schwerkraftreflexe (s. Abschnitt 8.3.) einen relevanten Anteil des Bewegungsrepertoires dar. Das Zusammenspiel der vestibulär-kinästhetischen Afferenz mit der Rumpfmuskulatur entwickelt sich im Laufe des 2. Halbjahres zur Kompetenz des freien Sitzens und des freien Stehens und schließlich des freien Gehens. Im 12. Monat können alle Kinder frei sitzen, 60 % frei stehen und sieben Schritte frei gehen.[55]

---

55   BERGER (1982)

13.4. Störungen und therapeutische Aspekte

Störungen des Gleichgewichts können durch Läsionen im peripheren Ende des vestibulo-cerebellären Systems (Gleichgewichtsorgan) verursacht sein (Innenohrschwindel), durch Läsionen im Cerebellum, durch Störungen der kinästhetischen Reafferenz und auch funktionell im Sinne des Höhenschwindels. Auf die psychische Überlagerung durch Auslösung von Angst habe ich bereits hingewiesen. Nach eventueller Ausschaltung organischer Läsionsursachen kann aktive Übungsbehandlung einen Beitrag zur Kompensation von Störungen der Gleichgewichtsfunktion leisten.

In den Methoden der »basalen Stimulation« (A. FRÖHLICH) und in der »sensorischen Integration« (J. AYRES) sowie in den Methoden der körperorientierten Psychotherapie spielen diese Funktionssysteme eine wesentliche Rolle.

14. Geschmack, Geruch

Diese beiden Sinnesqualitäten werden als »chemische Sinne« bezeichnet und gehören gemeinsam mit den viszeralen Chemorezeptoren (Messung der Sauerstoff- und Blutzuckerkonzentration) zu einer größeren Gruppe von Chemorezeptoren. Diese Rezeptoren dienen der unmittelbaren und »emotionsnahen« Signalisierung von positiven und negativen Umweltsituationen zur Auslösung von Zuwendung oder Flucht.

14.1. Analysatoren für Geschmack und Geruch

Das periphere Ende des Analysators für Geschmack liegt in der Mundhöhle. Die Rezeptoren sind Geschmacksknospen, die auf den Geschmackspapillen angesiedelt sind. Diese Strukturen finden sich vor allem an verschiedenen Stellen der Zunge, aber auch im Bereich des Gaumens und der Rachenwand. Die Nervenfasern verlaufen über drei verschiedene Hirnnerven (VII, IX, X) (ungekreuzt) in die Medulla oblongata; hier erfolgt eine Umschaltung und eine reefferente Rückkoppelung zur Auslösung des Schluckvorganges. Die Weiterleitung erfolgt in den Thalamus und in die Rinde der Insel (Schläfenlappen) und des Frontallappens.

Das periphere Ende des Analysators für Geruch liegt im Dach der Nasenhöhle. Hier befindet sich das Riechepithel, in dem die Riechfäden (periphere Dendriten der bipolaren Neurone – Hirnnerv I) verteilt sind. Diese Rezeptorzellen werden (nach einer Lebensdauer von 1 bis 2 Monaten) ständig erneuert. Die zentralen Dendriten enden am Bulbus olfactorius. Die Weiterleitung (Tractus olfactorius) erfolgt (ungekreuzt) unter Umgehung des Thalamus direkt zur Hirnrinde an der Unterseite des Schläfenlappens (Hippocampus, nahe der Amygdala). Weitere Projektionen führen ins limbische System und sekundär über den Thalamus zu anderen Rindenarealen.

14.2. Funktion von Geschmack und Geruch

Die vier Geschmacksqualitäten süß, salzig, sauer und bitter, die von den Geschmacksrezeptoren in allen Bereichen der Zunge verarbeitet werden können, lösen über unterschiedliche Mechanismen an den Sinneszellen Depolarisationsvorgänge aus. Die dadurch entstehenden Nervenimpulse werden an das primärgustatorische Rindenfeld weitergeleitet (modales Abbild) und im Bereich der Rinde des Stirnlappens mit Geruchs- und anderen Informationen integriert (amodales Abbild).

An den Geruchsrezeptoren sind eine große Zahl von Rezeptorproteinen verfügbar,[56] die Geruchsstoffe binden. In dieser Proteinbindung depolarisieren sie die Sinneszellen. Eine spezifische Eigenschaft der Geruchsrezeptoren ist ihre rasche Adaptation – bei gleichbleibender Konzentration des Geruchsstoffes schwindet die Geruchsempfindung bald. Die zentralen Projektionen erfolgen in den primären Geruchscortex (modales Abbild) und gleichzeitig in die Amygdala und von dort in das limbische System (emotionale Bewertung) und zum Thalamus (Integration).

14.3. Geschmack, Geruch und Entwicklung

Über die Entwicklung dieser beiden Sinnessysteme liegt wenig systematisches Wissen vor. Zweifellos sind beide Systeme zum Zeitpunkt der Geburt funktionsfähig und in den frühen Phasen

---

56 Mehr als 1 % des gesamten Genoms ist der Herstellung dieser Rezeptorproteine gewidmet; das unterstreicht die evolutionäre Bedeutung des Geruchssystems.

der kindlichen Entwicklung (1. Halbjahr) von besonderer Bedeutung: Säuglinge nehmen ihre Umwelt zu einem großen Teil über Geruch und Geschmack wahr. Diese beiden Sinne tragen damit auch positive und negative emotionale Bewertungen und sind auf diese Weise an der Steuerung der Affekte beteiligt. Sie leisten auch entscheidende Beiträge für das Wiedererkennen von Personen und Objekten und damit auch für die Entstehung von Bindung.

Nach Abschluss der Besprechung der einzelnen Analysatorensysteme folgt nun die Besprechung komplexer cerebraler Funktionen, die im Zusammenwirken corticaler und subcorticaler Strukturen verschiederer Analysatoren erbracht werden (wie dies auch bereits bei der Gleichgewichtsfunktion der Fall war). Selbstverständlich bauen sie auf der Funktion der Analysatorsysteme auf. Ihre Darstellung in der Neuropsychologie ist nicht einheitlich; das ist einerseits Ausdruck von Forschungsdefiziten, andererseits von Konzeptdifferenzen.[57]

---

57   Meine Darstellung folgt hauptsächlich A.R. LURIJAs »Das Gehirn in Aktion« unter Mitverwendung von A.G.M. CANAVAN, G. SARTORY »Klinische Neuropsychologie«, M. PROSIEGEL »Neuropsychologische Störungen und ihre Rehabilitation« und G. Goldenberg »Neuropsychologie«.

15. Simultane Synthese (LURIJA)

Der Übergangsbereich zwischen dem Temporallappen, dem Occipitallappen und dem Parietallappen stellt eine Überlappungszone tertiärer Rindenfelder (visuell, auditiv, taktil-kinästhetisch) dar und ist eine spezifisch menschliche Struktur, die auch ontogenetisch spät reift (Abschluss der Reifung etwa 7. Lebensjahr). Die Funktion dieses Gebietes ist »supramodal« – sie integriert verschiedene gleichzeitig auftretende Reize durch intra- und intermodale Synthese zu räumlichen Gesamtstrukturen.

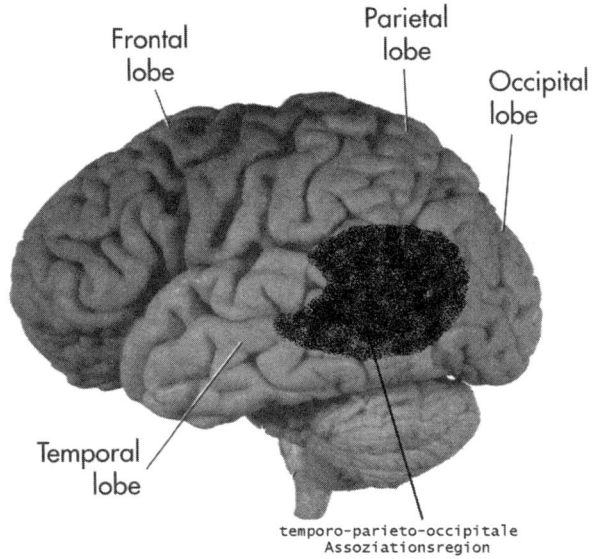

Abb. 29: temporo-parieto-occipitale Assoziationsregion (nach: NOLTE J. »The Human Brain«, Mosby 2002)

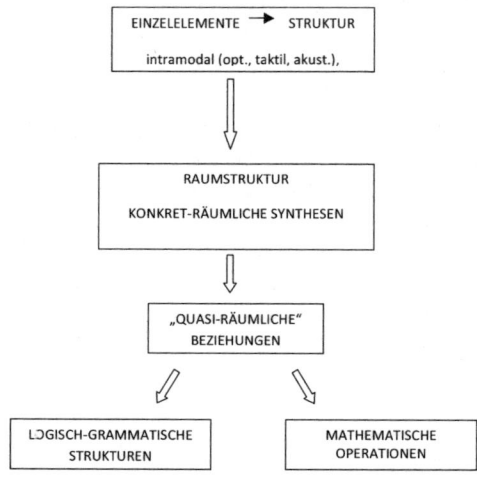

Abb. 30: räumliche Synthesen

Zusätzlich ist hier auch das Sprachgedächtnis lokalisiert.

15.1. Konkret-räumliche Synthesen

Die »räumliche Funktion« (auch »Raumauffassung«, »räumliches Denken«) ist eine supramodale Funktion, wenngleich dem optischen Anteil (vgl. Begriff »visuospatial«) große Bedeutung zukommt; stets sind auch der kinästhetische Analysator und Gedächtnisfunktionen mitbeteiligt. Sie umfasst die

- Verortung des eigenen Körpers im Raum (inkl. Rechts-links-Orientierung),
- Wahrnehmung von Objekten in ihrer räumlichen Beziehung (z. B. Reihen),
- Wahrnehmung und Ausführung von Bewegung im Raum etc.

- Auch das Schreiben und Lesen von Buchstaben, Worten, Ziffern und Zahlen beruht auf der »räumlichen Funktion«.

Zur Prüfung dieser Funktion können folgende Aufgaben heran-gezogen werden: Die räumliche Orientierung ist prüfbar durch Nachahmung der

- Orientierung am eigenen Körper und Stellung des Körpers/ von Körperteilen im Raum: Nachahmung von Haltungen und Bewegungen von Körperteilen (inkl. Rechts-links-Orientierung [z. B. mit der rechten Hand auf das linke Knie greifen]);
- Lage von Gegenständen im Raum und zueinander: z. B. Nachstellen von Uhrzeigerpositionen oder: »Legen Sie den Würfel über den Stab!«;
- Bewegung durch den Raum: einen Weg nachgehen;
- Zeichnen von Plänen: »Zeichnen Sie den Weg von ihrem Bett zum Frühstückstisch!«.

Die direkte Nachahmung bzw. Wiedergabe ist einfacher als die Nachahmung aus dem Gedächtnis. Bei verbaler Instruktion wird auch die sprachliche Funktion mit einbezogen.

15.1.1. Die Entwicklung und Störungen der »räumlichen Funktion«

Sie beginnt mit der »Entdeckung der eigenen Hand« (s. Abschnitt 8.3.). Die Erfahrung der Entfernung wird zusammengesetzt aus der Abbildgröße eines Objekts auf der Netzhaut und der Entfer-nung, die zum Erreichen des Objekts (durch Greifen, Krabbeln) zurückgelegt werden muss. Auch das Hin- und Herblicken zwi-schen zwei Objekten liefert kinästhetische Informationen über die Entfernung, die aus den Augenmuskeln stammen. Ebenso ver-ursacht die Akkomodation (Linsenkrümmung zur Scharfeinstel-lung des Netzhautbildes) kinästhetische Informationen über die

Entfernung. Kurzgesagt: das kinästhetische Feedback aus unterschiedlichsten Muskeln korreliert mit der Objektdistanz und die abschließende optische Raumwahrnehmung ist ein Produkt der Verknüpfung von optischen, motorischen und kinästhetischen Informationen.

Zusammenfassend sind an der Entwicklung folgende Vorgänge beteiligt:

- biologische Reifungsprozesse in der temporo-parieto-occipitalen Assoziationsregion (Differenzierung des biologischen Erbes),
- intermodale Integrationsprozesse (besonders visuell-kinästhetisch), die vor allem in der aktiven Bewegungsausführung erworben und über den Mechanismus des »Reflexes« als »Bedeutung« fixiert werden (Ausbildung bedingter Reflexe).

Ausfälle des Körperschemas und der räumlichen Orientierung können in unterschiedlicher Intensität auftreten und sich in verschiedenen Lebensbereichen manifestieren: die Orientierung im Raum ist für zahlreiche Alltagssituationen relevant (Wege in der Stadt, in Gebäuden, Straßenverkehr etc.), ebenso für schulische Kompetenzen (lesen und schreiben von Buchstaben, Ziffern, Zahlen). Schwächen der räumlichen Orientierung können daher im Entwicklungsprozess zu weitreichenden Problemen führen.

Sie können durch Läsion der temporo-parieto-occipitalen Übergangsregion (vorwiegend auf der rechten Hemisphäre) nach akuten Cerebralläsionen auftreten, aber auch durch Deprivation verursacht sein. Gezielte Übungsverfahren, die vor allem die aktive Bewegungserfahrung mit einbeziehen, können zur Restitution beitragen.

Treten die Störungen an der subdominanten Hemisphäre auf, so resultiert eine einseitige Raumagnosie, ein linksseitiger Neglect (z. B. nach Schlaganfällen), ohne dass der Patient selbst die Beeinträchtigung merkt (»Anosognosie«). Da die Störung selbst nicht wahrgenommen wird, ist auch eine Kompensation nicht möglich.

15.2. Symbolisch-räumliche Synthesen

Auf den beschriebenen Grundfunktionen der räumlichen Funktion bauen komplexe Funktionen auf, deren räumliche Grundlage nicht auf den ersten Blick erkennbar ist; LURIJA bezeichnet sie als »quasi-räumliche Synthesen«.

- Logisch-grammatische Strukturen:
  Sprachliche Bedeutungen werden u. a. über die Stellung der Wörter zueinander verschlüsselt; z. B. bezeichnen die Sätze »des Vaters Bruder« und »des Bruders Vater« mit denselben Worten verschiedene Personen bzw. die Sätze »Schule macht Spaß« und »Spaß macht Schule« unterschiedliche Sachverhalte. In Präpositionskonstruktionen für räumliche und zeitliche Beziehungen gelten grammatische Kodes, die unterschiedliche Beziehungen ausdrücken (z. B. »das Kreuz unter dem Quadrat« »der Frühling vor dem Sommer«). Störungen dieser Funktion werden als *semantische Aphasie* bezeichnet (das Wortverständnis ist intakt, der Sinn der Satzkonstruktion geht verloren).
- Mathematische Operationen:
  In mehrstelligen Zahlen ist der Ziffernwert von der Raumposition abhängig; auch komplexe Rechenoperationen beruhen auf räumlichen Grundlagen. Störungen dieser Funktion werden als *Akalkulie* bezeichnet.

15.3. Sprachgedächtnis

Die Fähigkeit, wahrgenommene Objekte sprachlich zu bezeichnen, beruht auf dem Sprachgedächtnis, das ebenfalls in diesem Bereich lokalisiert ist. Die Objektbezeichnung beruht auf Klassifikationsvorgängen – Objekte werden nach verschiedenen Schemata gruppiert und von anderen unterschieden:

- Zuordnung nach Ähnlichkeiten im Klang (Schlüssel/Schüssel)
- Zuordnung nach Ähnlichkeiten der Bedeutung (Schlüssel/Schloss).

Innerhalb dieser Zuordnungen müssen die Worte anhand charakteristischer Details unterschieden werden. Bei Störungen sind diese Unterscheidungen beeinträchtigt *(amnestische Aphasie)*, wobei vorwiegend Objektbezeichnungen und weniger die Bezeichnungen von Eigenschaften und Tätigkeiten betroffen sind. Verwandte Worte, die nach Klang oder Bedeutung ähnlich sind, werden verwechselt (»Paraphasie«).

16. Aufmerksamkeit

Dieses Thema hat in der Psychologie und Pädagogik, aber auch in der aktuellen Neuropsychologie recht unterschiedliche Darstellungen gefunden. Im pädagogischen Zusammenhang wird der Begriff Aufmerksamkeit vor allem im Zusammenhang mit strukturierten Lernaufgaben (schulisches Lernen) verwendet und der »Ablenkbarkeit« gegenübergestellt. In diesem Kontext begegnen wir häufig einer biologistischen Sichtweise: Aufmerksamkeitsstörungen sind biologisch bedingt und medikamentös behandelbar. Aus der Perspektive der Neuropsychologie gibt es verschiedene Zugänge: So werden z. B. verschiedene »Aufmerksamkeitskomponenten« unterschieden: Aktiviertheit, selektive Aufmerksamkeit (= Konzentrationsfähigkeit; Gegensatz = Ablenkbarkeit), geteilte Aufmerksamkeit, Daueraufmerksamkeit (PROSIEGEL). Wichtiger als diese Unterscheidung ist die Tatsache, dass die Funktion »Aufmerksamkeit« gleichsam wie in einem Netz mit anderen Funktionen verwoben ist. Die Beschreibung von GOLDENBERG (2002) bringt das am klarsten zum Ausdruck: »Die Aufmerksamkeit selbst verarbeitet keine Information, sie verstärkt bloß die Informationsverarbeitung in anderen Bausteinen der kognitiven Architektur. Daher kann Aufmerksamkeit auch nicht unabhängig von anderen Funktionen geprüft werden ... Die Zuwendung von Aufmerksamkeit wird in einem dynamischen Wechselspiel von äußeren Anstößen und inneren Absichten gesteuert ... Ob äußere Reize Aufmerksamkeit auf sich ziehen, hängt nicht bloß von ihrer Stärke, sondern auch von ihrem Inhalt ab.«

Die Funktion »Aufmerksamkeit« kann also nicht von den Umgebungsbedingungen und den Inhalten des Objekts/Ereignisses abgelöst und schon gar nicht auf ihre biologischen Grundlagen reduziert werden. Gleichzeitig handelt es sich aber um eine »Basisfunktion«, die gewissermaßen das Zugangstor für die Wahrnehmungsbereiche reguliert (s. Abschnitt 9.2.) und ich habe schon einleitend formuliert: Aufmerksamkeit ist ein zentrales Element, das bei der Prüfung biologischer Funktionssysteme als intervenierende Variable in Rechnung gestellt werden muss (s. Abschnitt 3.1.1.).

In der Beschreibung LURIJAs wird deutlich, dass Aufmerksamkeit als *Auswahlprozess* zu verstehen ist und eine *aktive Leistung* des Individuums darstellt: »Gerichtetheit und Selektivität (als Grundlage) der psychischen Prozesse wird als Aufmerksamkeit bezeichnet«; er schreibt weiter: »Wir reagieren nur auf einige von den vielen Reizen, die uns erreichen ... aus der großen Zahl möglicher Bewegungen wählen wir nur einige aus ... aus der großen Zahl der Gedächtnisspuren wählen wir nur bestimmte aus ...«

Wir unterscheiden (WYGOTSKI und LURIJA folgend) zwischen u*nwillkürlicher Aufmerksamkeit*, die eine primär biologische Funktion ist, und *willkürlicher Aufmerksamkeit*, die eine psychisch-soziale Funktion darstellt, über Sprache gesteuert wird und Resultat der Ontogenese ist – sie entsteht in der Interaktion. Für beide Komponenten sind unterschiedliche biologische (neurophysiologische) Parameter nachweisbar.

16.1. Biologische Basis

Die ZNS-Strukturen, die an der Funktion »Aufmerksamkeit« beteiligt sind, gehören dem *Regulationssystem des Tonus, der Vigilanz und des Bewusstseinszustandes* (LURIJA) an, in dem die im Hirnstamm liegende Formatio reticularis eine zentrale Stellung hat. Frühere Vorstellungen vom ARS (aufsteigendes reticuläres System) als einem alles überwachenden »Hirn im Hirn« sind heute überholt. Hingegen bestätigt sich das Konzept der »Orientierungsreaktion«.

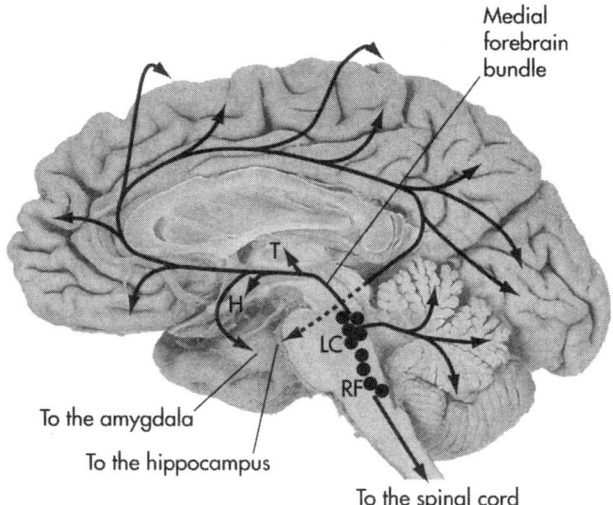

Abb. 31: aktivierende Verbindungen der Formatio reticularis (aus: NOLTE J. »The Human Brain«, Mosby 2002)

- Die biologische Basis der **unwillkürlichen Aufmerksamkeit** ist die Orientierungsreaktion[58] (s. Abschnitt 9.2.). Sie ist bereits vorgeburtlich nachweisbar. Messbare Parameter der Orientierungsreaktion sind ERPs *(event related potentials)*: Die frühen Komponenten werden nach auditiven Reizen zwischen 0 und 10 msec im Hirnstamm generiert, die späteren Komponenten nach 10 bis 200 msec im sinnesspezifischen corticalen Feld. Die vegetativen Veränderungen betreffen Atmung, Puls, Hautdurchblutung und Schweißsekretion. Mehrmalige Reizwiederholung führt zur *Habituation*; der Eintritt der Habituation wird durch verbale

---

58   SOKOLOW (1963)

Instruktion (dem Reiz wird Signalbedeutung verliehen) gehemmt.

- Die **willkürliche Aufmerksamkeit** ist Resultat des Entwicklungsprozesses und ist vor allem eine Leistung des Frontallappens; ihre neurophysiologischen Parameter sind: die *Erwartungswelle* (auch *contingent negative variation* od. CNV[59]), eine EEG-Negativierung über frontalen Hirnanteilen, während der die Antwort auf gleichzeitige ›irrelevante‹ Stimuli gehemmt wird. Die *späten Komponenten der ERPs* (N 400 ca. 300 bis 600 msec nach Stimulus) sind Ausdruck der Reizverarbeitung in den Assoziationsfeldern und somit als Element der willkürlichen Aufmerksamkeit zu verstehen.

16.2. Entwicklung der Aufmerksamkeit

Die primär biologische Funktion der unwillkürlichen Aufmerksamkeit ist bereits pränatal vorhanden; sie ist in der Neonatalperiode sowie in den ersten Lebensmonaten die einzige Form der Aufmerksamkeit. Sie ist über die Auslösung der Orientierungsreaktion prüfbar. Die Entwicklung der willkürlichen Aufmerksamkeit wird interaktiv und kooperativ gesteuert. Etwa ab dem zweiten Lebenshalbjahr wird die unwillkürliche Aufmerksamkeit schrittweise von der psychisch-sozialen Funktion der willkürlichen Aufmerksamkeit überformt:

In der Interaktion zwischen ›Mutter‹ und Kind wird die Aufmerksamkeit des Kindes zuerst durch die Blickachse der ›Mutter‹ gesteuert (das Kind folgt der Blickrichtung des Erwachsenen), dann durch die Zeige-Geste des Erwachsenen und durch die begleitende Stimme, wobei nicht der Sprachinhalt, sondern die Sprachmelodie (Prosodik) für die Aufmerksamkeitssteuerung relevant ist. Schließlich übernimmt das Wort (»Schau!«) die

---

59   Nach GREY WALTER (1964)

Steuerungsfunktion. In einem nächsten Schritt übernimmt das Kind die Lenkung, zuerst durch interaktive, später egozentrische (äußere) Sprache und Gesten, dann durch die »innere Sprache«. Der bereits früher beschriebene Prozess der **Interiorisation** (s. Abschnitt 6.4.) ist auch hier wirksam. So entsteht aus der sozial organisierten Aufmerksamkeit die willkürliche Aufmerksamkeit (Selbstbenennung, Selbststeuerung). Den Interaktionsrahmen dieser sozialen Interaktion (zeigen und benennen von Objekten und kooperativen Tätigkeiten) hat J. BRUNER als **Format** (s. Abschnitt 20.) beschrieben.

Am Übergang vom ersten zum zweiten Lebensjahr sind einfache Aufmerksamkeitsleistungen auf verbale Instruktionen (»Wo ist die Puppe?«) meist stabil nachweisbar, jedoch ist die unwillkürliche Aufmerksamkeit noch dominierend; dies wird als Ablenkbarkeit beschrieben. Etwa im vierten Lebensjahr beginnt die sprachlich gesteuerte, in der sozialen Interaktion regulierte Aufmerksamkeit zu überwiegen. Etwa im 5. Lebensjahr gewinnt die willkürliche – jetzt intern regulierte – Aufmerksamkeit ihre Dominanz und stellt etwa im sechsten bis siebenten Lebensjahr ein stabil organisiertes System dar. Sie stellt eines der zentralen Elemente des Konzepts »Schulreife« dar.

16.3. Störung der Aufmerksamkeit

Als Aufmerksamkeitsstörungen werden (nach Ausschluss verbaler und motorischer Defizite) mangelnde verbale oder motorische Reaktionen auf Eingangsinformationen bezeichnet.

Akute Cerebralläsionen gehen häufig mit einer Störung der Vigilanz einher (s. Abschnitt 7.3.), die meist im Verlauf der Rehabilitation eine fortschreitende Besserung der Aufmerksamkeitsleistungen erkennen lassen.

Verminderung der Orientierungsreaktion (geringere Intensität) bzw. beschleunigte Habitutation können durch Funktionsstörungen im Bereich des Hirnstamms (der Formatio reticularis) und des limbischen Systems auftreten und führen zu geringerer Alertness und zur Herabsetzung der Aufmerksamkeitsspanne. Es handelt sich um Störungen der unwillkürlichen Aufmerksamkeit.

Störungen der willkürlichen Aufmerksamkeit können durch Funktionsstörungen im Bereiche des Frontallappens verursacht sein oder sie sind auf Störungen des sozial gesteuerten Entwicklungsprozesses zurückzuführen.

Das häufig diskutierte Problem kindlicher Aufmerksamkeitsstörungen und die damit verknüpfte kinderpsychiatrische Diagnose des Aufmerksamkeits-Defizit-Syndroms (ADS, auch in Verbindung mit Hyperaktivität als ADHS) ist unter verschiedenen Perspektiven zu betrachten:

- Ein großer Teil der öffentlichen Diskussion ist auf die öffentliche Wahrnehmung und mediale Aufbereitung des Themas zurückzuführen und ein realer Zusammenhang mit einer epidemiologisch nachweisbaren quantitativen Zunahme der Häufigkeit von Aufmerksamkeitsstörungen ist nicht zwingend gegeben.

- Die eingangs zitierte Feststellung GOLDENBERGs betont einen weiteren Aspekt:»Ob äußere Reize Aufmerksamkeit auf sich ziehen, hängt nicht bloß von ihrer Stärke, sondern auch von ihrem Inhalt ab.« Die Frage nach den Rahmenbedingungen und den Inhalten unter denen Aufmerksamkeitsleistungen gefordert werden, betrifft schulische und außerschulische Lernbedingungen.

- Den psychosozialen Bedingungen der Aufmerksamkeitsentwicklung kommt entscheidendes Gewicht zu. Ein großer Teil kindlicher Aufmerksamkeitsstörungen ist als Rückstand dieser Entwicklung zu verstehen. Diese Kinder können Aufmerksamkeitsleistungen bei kooperativer Arbeit erbringen, die sie in selbstorganisierter Form noch nicht umsetzen können.

- Schließlich sind die biologischen Ursachen zu nennen, die im klinischen Kontext den geringeren Anteil ausmachen.

Eine medikamentöse Therapie – meist mit Stimulantien – ist nur bei einer kleinen Gruppe mit primär biologischen Ursachen sinnvoll, dort aber oft sehr hilfreich. Durch genaue Diagnostik kann diese kleine Gruppe von Kindern aus der großen Zahl von Kindern mit Aufmerksamkeitsstörungen »herausgefiltert« werden. Bei der größeren Gruppe der Kinder mit Störungen der Entwicklung der willkürlichen Aufmerksamkeit setzt die Therapie im psychosozialen Bereich an: Durch interpersonale Kooperation bei der Aufgabenlösung (das gemeinsame Handeln mit verbaler Begleitung stellt einen Rückgriff auf die früheren Entwicklungsstufen dar) wird Aufmerksamkeit vorerst extern strukturiert und auf diese Weise die Grundlage für die nachfolgende Interiorisation geschaffen. Der Inhalt der Tätigkeit ist von entscheidender Bedeutung. Stimuli, die für das Kind bereits einen persönlichen Sinn besitzen, sollten den Ausgangspunkt bilden; mechanische, sinnentleerte Übungen sind zu vermeiden.

Schließlich ist zu berücksichtigen, dass Störungen der unwillkürlichen Aufmerksamkeit über die willkürliche Aufmerksamkeit beeinflussbar sind: Durch Herstellen der willkürlichen Aufmerksamkeit über gesprochene Instruktion kann die Habituation auf einen Reiz unterbrochen und damit die Aufmerksamkeitsspanne verlängert werden.

17. Emotionen

Angesichts der Komplexität der menschlichen Emotionen ist es wenig verwunderlich, dass es unterschiedliche Zugänge (Emotionstheorien) gibt und eine einheitliche wissenschaftlich begründete Position noch ausständig ist. Dennoch sind einige unstrittige Fakten vorweg festzuhalten.

- Es gibt kein umschriebenes »Emotionszentrum« im Gehirn. Zahlreiche Hirngebiete in beiden Hemisphären sind an emotionalen Prozessen beteiligt.
- Emotionale und kognitive Prozesse sind miteinander verwoben und stellen keine Gegensätze dar. Emotionen entstehen in der Tätigkeit, sie sind objektbezogen. Sie sind an der Analyse er Reizbedeutung und an der Regulation der Handlungen beteiligt.
- Die emotionale Verarbeitung ist einfacher organisiert und erfolgt schneller als die kognitive Analyse und parallel zu dieser. Sie dient der »basalen Absicherung« der Beziehung des Individuums zur Umwelt durch relativ einfache positiv/negativ-Bewertungen und ist auch auf niedrigeren Stufen der Funktion des Zentralnervensystems möglich.
- Die Zahl der basalen Emotionsqualitäten ist begrenzt: Glück, Ärger/Zorn, Angst, Traurigkeit, Ekel.
- Emotionen (objektbezogen) sind von Stimmungen (objektlos) zu unterscheiden.

An dieser Stelle kann nur eine Auswahl aus dem Spektrum unterschiedlicher Theorien dargestellt werden.

Im Zentrum der *Informationstheorie der Emotionen* (SIMONOW) steht das Konzept, dass positive und negative Emotionen im Zusammenhang mit Tätigkeiten stehen. Wenn die Informationen für die Bewältigung einer Aufgabe voraussichtlich ausreichen werden, entstehen positive Emotionen, werden sie voraussichtlich nicht ausreichen, entstehen negative Emotionen.

Ein anderer – entwicklungsorientierter – Zugang ist die *sozio-kulturell-integrative Emotionstheorie*[60], die ich als Bezugspunkt wähle: Emotionen haben personenspezifische und soziokulturelle Anteile. Die soziokulturellen Anteile sind teilweise universell (gattungsspezifisch), teilweise kulturspezifisch. Die Funktion von Emotionen ist in zwei Bereichen zu sehen; einerseits dienen sie der »inneren Passung«, der Übereinstimmung zwischen der Person und dem Kontext, andererseits der »äußeren Passung«, womit die kommunikative Funktion bezeichnet wird. Im Rahmen des Emotionssystems sind verschiedene Komponenten zu differenzieren: Aufgabe des *Bewertungssystems* ist die Widerspiegelung der Übereinstimmung (oder deren Fehlen) zwischen Motiven, Handlungszielen und der aktuellen Situation, in der die Handlungen ausgeführt werden (hier findet sich eine gewisse Nähe zur Informationstheorie SIMONOWs). Das *motorische System* dient den Ausdrucksreaktionen und der Herstellung der Handlungsbereitschaft. Das *vegetative System* generiert begleitende autonome Körperreaktionen. Das *Gefühlssystem* stellt den subjektiven – nur intern wahrnehmbaren – Anteil dar, die Empfindungen, die nicht primär vorhanden sind, sondern ein Produkt der Ontogenese darstellen.

17.1. Biologische Basis

Die traditionelle Sichtweise bezeichnet das limbische System als jene Hirnstruktur, die als biologische Grundlage der Emotionen zu betrachten ist. Die Anwendung der fMRI -Technik hat diese Zuordnung präzisiert: die Amygdala, der Cortex der vorderen Anteile des Gyrus cinguli und Teile des Frontallappens (insbesondere die orbitalen Teile) haben zentrale Bedeutung für emotionale Prozes-

---

60   HOLODYNSKI (2006)

se. Der somatosensible Cortex (das zentrale Ende des taktil-kinästhetischen Analysators, insbesondere der rechten Hemisphäre)
dürfte die biologische Basis des Gefühlssystems (der subjektiven
Empfindungen) sein.

17.2. Funktion der Emotionen

Emotionen treten im Rahmen von Wahrnehmungsprozessen in
den ersten Phasen als Teil der Orientierungsreaktion auf – dies
wird als »reflektorische Bewertung« bezeichnet. Der nächste
Schritt ist die (umfassendere) Bewertung der Situation (vgl. Informationstheorie nach SIMONOV) und die nachfolgende Herstellung der Handlungsbereitschaft. Eine weitere wesentliche Funktion der Emotionen ist die Steuerung des Ausdrucksverhaltens, die
kommunikationsorientiert ist.

17.3. Entwicklung der Emotionen

Die emotionalen Funktionen des Neugeborenen werden als »Vor-
läuferemotionen« bezeichnet. Da beim Neugeborenen die Möglichkeit von Introspektion und Mitteilung fehlt, stützt sich die Aussage
über Emotionen ausschließlich auf beobachtbares Verhalten. Auf
dieser Grundlage sind folgende Qualitäten zu differenzieren: Distress (ausgelöst durch somatische Mangelzustände oder Irritatio-
nen), Ekel, Interesse, Entspannung (»Nirvana-Zustand«[61]).

Die weitere Entwicklung ist in der Differenzierung der Vorläu-
feremotionen durch den interpersonalen Austausch zu sehen, die
auf zwei Komponenten ruht: auf der (prosodischen und verbalen)
Bedeutungszuordnung durch Erwachsene und auf der »Gefühls-

---

61   SPITZ (1972) spricht vom »Nirwanaprinzip«, der Suche nach Spannungsab-
      fuhr, das in den ersten drei Monaten bestimmend ist.

ansteckung« durch Ausdrucksnachahmung (»motorisches Mimik-ry«). Bei der Ausdrucksnachahmung spielen die 1996 entdeckten Spiegelneurone[62] (im präfrontalen Cortex) eine zentrale Rolle. Möglicherweise ist hier auch die Grundlage für die Fähigkeit des *mentalising* (Intentionen und Annahmen anderer vorwegzuneh-men; *theory of mind*) zu suchen.

In einem nächsten Entwicklungsschritt werden die Gefühle durch das Gefühlssystem auf dem Weg des internen Feedbacks (reafferente Impulse aus den an der Ausdrucksnachahmung be-teiligten Muskeln) widergespiegelt. Auf diese Weise kommt es zu einer Umwandlung von ursprünglich realen zu internalisierten Ausdrucksreaktionen (Prozess der Interiorisation).

Die Fähigkeit, diese – ursprünglich externen, motorischen Re-aktionen – nunmehr internen, subjektiven Empfindungen einer reflexiven Bewertung zu unterziehen, entwickelt sich ab dem Vor-schulalter. Wenn diese Empfindungen der »Gefühlsansteckung« entstammen, kann man ab dem Zeitpunkt des Bewusstwerdens der Empfindungen von Empathie sprechen.

17.4. Störungen der Emotionen

Aktivitätsstörungen (fMRI-Studien) in den beschriebenen Hirn-arealen (Gyrus cinguli, Frontallappen, Temporallappen) sind mit (beobachtbaren und subjektiv beschriebenen) emotionalen Stö-rungen verknüpft. Störungen in der somatosensiblen Region führen zu Ausfällen des subjektiven Gefühls. Störungen der Stim-mung (affektive Störungen) können heute auch neurochemisch definiert und bestimmten Transmittersystemen bzw. Rezeptoren im ZNS zugeordnet werden. In der Therapie der Stimmungsstö-rungen haben Psychopharmaka eine zentrale Stellung.

---

62   RIZZOLATI (1996)

Störungen der Entwicklung der Emotionen können in zwei Zusammenhängen auftreten. Aufgrund der zentralen Rolle, die der Interaktion in der frühen Differenzierung der Emotionen zukommt, kann ein Mangel an dieser Interaktion (mangelnde Bedeutungszuordnung durch Erwachsene und Mangel an Ausdrucksnachahmung) zu Störungen der Emotionsentwicklung führen. Aus Interaktionsstudien im frühen Säuglingsalter ist bekannt, dass unzureichender oder inadäquater affektiver Response der »Mutter« zu ernsthaften Störungen der kindlichen Entwicklung führen kann.

Lang dauernde negative emotionale Erlebnisse (chronische psychische Traumata) in der frühen Kindheit, wie sie durch Misshandlung oder sexuellen Missbrauch verursacht werden, führen zu anhaltenden strukturellen ZNS-Läsionen: Die mit chronischem Stress verbundene erhöhte Ausschüttung von Stresshormonen (Glucocorticoiden) führt zur Atrophie des Hippocampus und damit potenziell zu langfristigen Gedächtnis- und Emotionsstörungen.

18. Gedächtnis

Da wir dem Problem des Gedächtnisses meist erst im Zusammenhang mit höheren Lernprozessen und komplexen Erinnerungsleistungen begegnen, wird oft übersehen, dass das Gedächtnis ein zentrales Problem des Lebens – auch auf viel niedrigeren Stufen – darstellt. Auch für einfache Organismen sind gespeicherte Informationen über ihre Umwelt die Grundlage für Adaptationsleistungen. Die biologischen und neurophysiologischen Mechanismen, die diesen Leistungen zugrunde liegen, habe ich bereits früher dargestellt: Die Wiedererkennung eines Reizes, die die Grundlage der Habituation darstellt, und der Vorgang der vorgreifenden Widerspiegelung setzen Erinnerungsspuren an frühere Reize voraus. Diese Vorgänge sind also Gedächtnisleistungen auf einfacher organisierten Lebensstufen. Dennoch sind viele der entscheidenden Probleme – insbesondere der höheren Gedächtnisleistungen – noch ungeklärt. Die häufig gewählte Analogie mit den Speicherfunktionen eines Computers (»Computermetapher«) ist als Vergleich mit Gedächtnisprozessen wenig geeignet, da das menschliche Gehirn eine wesentlich komplexere Arbeitsweise besitzt als unsere heutigen Computer. Auch frühere Vorstellungen, dass Gedächtnisfunktionen in bestimmten Hirnarealen (Gedächtniszonen) lokalisierbar sind, wurden durch komplexere Modelle abgelöst, die von weit verstreuter redundanter Speicherung von Information ausgehen. Jedenfalls müssen verschiedene Ebenen – beginnend beim einzelnen Neuron über Nervenzellverbände bis zur Kooperation verschiedener Subsysteme des Gehirns – in die Betrachtung einbezogen werden, um Gedächtnisvorgänge darzustellen.

Die neurophysiologischen Theorien früherer Jahrzehnte stützten sich einerseits auf Beobachtungen über Vorgänge innerhalb der Nervenzelle (endoneurales Modell) durch Wechselwirkungen zwischen einzelnen Abschnitten der Zellmembran und Enzymsystemen im Zellinneren ins Zentrum, andererseits auf Forschungsergebnisse, die morphologische Veränderungen an den Synapsen (synaptisches Modell) als Basis von Gedächtnisfunktionen sahen. Die Hypothese von HYDEN (1960) nahm an, dass es »Gedächtnissubstanzen« – neu gebildete Peptid- und RNS-Verbindungen – gibt und dass diese Nervenzellverbände markieren (als Grundlage des Langzeitgedächtnisses).

Die moderne *molekularbiologische Forschung* (KANDEL[63]) hat manche dieser Annahmen – teilweise in neuer Form – bestätigt. Die Übertragbarkeit der Forschungsergebnisse, die vor allem an niedriger organisierten Lebewesen (z.B. an der Meeresschnecke Aplysia) gewonnen wurden, ist dadurch gegeben, dass die zellulären und molekularen Prozesse bei Säugetieren dieselben sind:

- Die Kurzzeitveränderungen, die bei der Informationsspeicherung auftreten, sind synapsenspezifisch; es kommt zur Modifikation bereits bestehender synaptischer Verbindungen durch Anlagerung von Proteinen.
- Die Langfristveränderungen gehen unter Mitwirkung des Zellkerns vor sich und bestehen in der Bildung neuer Synapsen, die sich nach Schwinden der Erinnerung wieder zurückbilden. Für diese Vorgänge spielt die aktive Aufmerksamkeit eine entscheidende Rolle.
- Im expliziten Gedächtnis kommt dem Hippocampus eine zentrale Stellung zu.

Die *neuropsychologische Forschung* – vor allem mit fMRI-Technik – zeigt, dass verbale Gedächtnisinhalte vorwiegend auf der sprachdominanten und visuell-räumliche Inhalte auf der subdominanten Hemisphäre gespeichert werden. Die Kurzzeitspeicherung erfolgt in den sinnesspezifischen Arealen des Cortex, für die

---

63   Eric KANDEL wurde im Jahr 2000 für seine Gedächtnisforschung mit dem Nobelpreis ausgezeichnet.

Langzeitspeicherung haben die Strukturen des Temporallappens (Amygdala als Zwischenspeicher) entscheidende Bedeutung. Das Abrufen von Gedächtnisinhalten ist ein aktiver Prozess, an dem der Frontallappen beteiligt ist. Das am weitesten verbreitete Modell ist die Unterscheidung von Gedächtnissystemen.

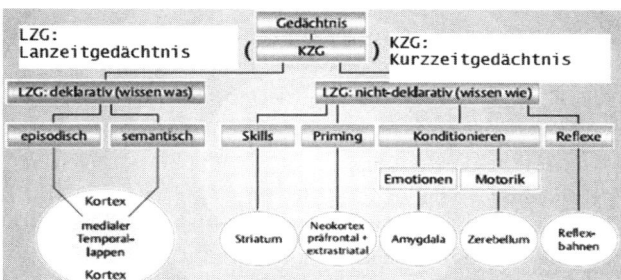

Abb. 32: Einteilung der Gedächtnissysteme (nach MARKOWITSCH H. J. »Gedächtnisstörungen«, Kohlhammer 1999)

Das deklarative (explizite) Gedächtnis speichert Inhalte, die leicht verbalisiert werden können; das prozedurale (implizite) Gedächtnis umfasst Fähigkeiten, die »ohne Nachdenken« ausgeführt, aber schlecht beschrieben werden können (z. B. Schuhebinden).

Alltagsleistung	Angesprochener Gedächtnisaspekt
mehrere Informationen für Sekunden im Überblick behalten und bearbeiten (z. B. beim Kopfrechnen)	Arbeitsgedächtnis
auf vorhandenes Wissen bewusst zugreifen	Abruf von Inhalten des semantischen Gedächtnisses
länger zurückliegende Erlebnisse bewusst erinnern	Abruf von Inhalten des episodischen Gedächtnisses
neues Wissen erwerben/aktuelle Informationen aus Gesprächen, Medien etc. merken	Einspeichern neuer Information ins Langzeitgedächtnis
Realisieren von Handlungsabsichten	prospektives Gedächtnis
Lernen motorischer Abläufe (z. B. Tennis spielen)/ mit neuen Situationen vertraut werden	implizites Gedächtnis

Tab. 10: Gedächtnisformen (aus: GOLDENBERG et al. »Neuropsychologie im Alltag«, Thieme 2002)

Neuropsychologische Stufenmodelle differenzieren zwischen der Spurenbildung/Speicherung, dem Abrufen als komplexen aktiven Prozess und dem Vergessen, bei dem es zu Hemmungen der Speicherinhalte durch ähnliche oder durch irrelevante Inhalte kommt. Ein weiteres *Stufenmodell* ist die Unterscheidung zwischen dem sensorischen Gedächtnis (ca. 0,5 sec; Speicherung im sinnesspezifischen Cortex), dem Arbeitsgedächtnis (ca. 30–60 sec; kognitive Bearbeitung gespeicherter Information ev. im Temporallappen) und dem Langzeitgedächtnis (Minuten bis Jahre), das durch den Prozess der »corticalen Konsolidierung« während des REM-Schlafes mit zentraler Beteiligung der Amygdala vermutlich im Assoziationscortex gebildet wird.

Die Speicherung im Langzeitgedächtnis ist von der emotionalen Besetzung des Gedächtnisinhaltes abhängig: Bei geringer emotionaler Besetzung und geringer Aufmerksamkeit kommt es zu instabiler Speicherung, mittlere emotionale Intensität führt zu hoher Aufmerksamkeit und stabiler Speicherung; emotionaler Stress bewirkt eine Speicherblockierung des expliziten Gedächtnisses und chronischer Stress führt (durch Glucocorticoidausschüttung) zur Hippocampusatrophie.

Lernmechanismen spielen bei bewusstem, aktivem Lernen eine Rolle. Man kann verschiedene »Kodierungsstrategien« unterscheiden: visuell-bildlich-ikonische (»optisches Lernen«), phonemisch-auditorisch-begriffliche (z. B. Merkbegriffe) und semantisch-syntaktische (z. B. Merksätze). Neben der »klassischen« Strategie des Wiederholens findet die Verarbeitungstiefe immer mehr Beachtung: Je detaillierter ich mich mit einem Gegenstand beschäftige, desto besser ist die Gedächtnisleistung. In die gleiche Richtung wirken die Motive: Die Lernergebnisse sind um so besser, je höher der persönliche Sinn (die subjektive Bedeutsamkeit) des Inhalts ist.

18.1. Entwicklung, Störungen

Die Ausbildung des impliziten Gedächtnisses beginnt im frühen Säuglingsalter. Das Gehirn bildet aufgrund wiederholter Erfahrungen multimodale mentale Schemata, die diese Erfahrungen repräsentieren. Diese multimodalen Schemata können als Konglomerat verschiedener Sinneseindrücke mit emotionalen Begleitspuren verstanden werden: der Distress, der (in der Hungerphase) durch die Kombination des somatischen Mangels mit begleitender Emotion besteht, wird durch die »Mutter« (Geruch, Geschmack, Wiegen, Prosodik) in Sättigung und Entspannung übergeführt. Die Summe dieser Elemente bildet durch wiederholte Erfahrung ein Schema mit positiver emotionaler Besetzung zu dem etwas später der optische Eindruck[64] und die Sprache (Prosodik, verbaler Inhalt) hinzutritt (= Mama). Dieses Schema wird gespeichert und generalisiert und steht als Orientierungsgrundlage für spätere Situationen (im Sinne der vorgreifenden Widerspiegelung nach ANOCHIN) zur Verfügung.[65] Somit ist die Ausbildung des impliziten Gedächtnisses die Grundlage der Entwicklung von Bindung.

Grundlage der Entwicklung des expliziten Gedächtnisses ist die symbolische (sprachliche) Organisation. Als Parameter dafür kann das Berichten von Träumen gewertet werden, das etwa ab Ende des 2. Lebensjahres beobachtbar ist (PIAGET). Das explizite Gedächtnis erfordert willkürliche Aufmerksamkeit. Das semantische Gedächtnis (Erinnern von Tatsachen) entwickelt sich ab dem 2. Lebensjahr (Leistung des medialen Temporallappens und des Hippocampus), das episodische Gedächtnis (Erinnern des Selbst im Zeitkontinuum) ab dem 3. Lebensjahr (Leistung der präfronta-

---

64 Gesichtserinnerungen sind im Alter von 4 bis 6 Monaten für 2 Wochen, im 3. Lebensjahr für die Spanne von 1 Jahr nachweisbar (H. PAPOUSEK).

65 Auch die Formulierung »Erinnerung an die Zukunft« von INGVAR (1985) ist eine plastische Beschreibung.

len Region). Die »Kindheitsamnesie« (Erinnerungen an das frühe Kindesalter sind nicht verfügbar) beruht vermutlich auf mangelnder Reifung der Hippocampus-Neurone, die am Transfer in das Langzeitgedächtnis beteiligt sind.

Aktive Einprägungsstrategien, die auch für das schulische Lernen erwartet werden, können etwa ab dem 6.–7. Lebensjahr angewandt werden.

Gedächtnisstörungen werden als amnestisches Syndrom oder Amnesie bezeichnet. Sie treten vor allem nach ZNS-Läsionen auf und stellen in der Neurorehabilitation oft ein schwierig zu lösendes Problem dar. Insbesondere in der Rehabilitation von Kindern im Schulalter, von denen Lernleistungen als essenzieller Teil ihres Alltagslebens erwartet werden, spielt der Verlust oder Mangel dieser Fähigkeit, der oft nicht auf den ersten Blick erkennbar ist, eine sehr große Rolle, die sowohl in subjektiver Verunsicherung als auch in der Irritation der Umwelt zum Ausdruck kommt und die Reintegration erschwert. Medikamente sind bei amnestischen Syndromen wenig wirksam und Gedächtnistraining ist schwierig durchführbar. Auf den Zusammenhang zwischen chronischem emotionalem Stress in der frühen Kindheit als Ursache von Störungen des Gedächtnisses (und der Emotionen) habe ich bereits hingewiesen. Auf das Problem amnestischer Syndrome im höheren Lebensalter im Zusammenhang mit demenziellen Prozessen gehe ich hier nicht ein.

19. Sprache

Ein auf den allgemein geläufigen Begriff »Lautsprache« beschränktes Konzept ist für den vorliegenden Gegenstandsbereich, der die frühen kindlichen Entwicklungsphasen ebenso umfassen soll wie die Rehabilitation von Läsionen des Zentralnervensystems, zu eng gefasst. Ich beziehe mich daher auf Konzepte, die auch Dialoge fernab der (differenzierten) Lautsprache erfassen können. Ebenso wie RÖDLER »meine ich *alle* Handlungen, bei denen Menschen sich aufeinander beziehen, auf das Gegenüber interpretierend eingehen und so ... sich die Welt gegenseitig be-*deuten*«.[66]

Die Perspektive der Phylogenese zeigt, dass Sprachäquivalente auch bei anderen Lebewesen existieren. Honigbienen[67] vermitteln den Stammesmitgliedern Information, indem sie durch Körperbewegungen (»Tanz«) den Flugweg vom Bienenstock zur Futterquelle oder zu einem möglichen Nistplatz im Verhältnis zum Stand der Sonne wiedergeben. Vögel und andere Tiere können Informationen aus ihrer unmittelbaren Umwelt durch differenzierte Laute weitergeben. Subhumane Primaten (Menschenaffen) haben die Fähigkeit zur Symbolisation, und die Gattung Bonobo verwendet bedeutungtragende Zeichen nicht nur im Umgang mit Menschen, sondern auch in der innerartlichen Kommunikation. In der Tierwelt finden sich also verschiedene Voraussetzungen zur Entwicklung von Sprache isoliert auf verschiedene Gattungen verteilt, während sie beim Menschen in komplexer Weise vereint sind. Somit ist davon auszugehen, dass die Grenzlinie zur menschlichen Sprache nicht so scharf gezogen werden kann, wie

---

66 RÖDLER P. (S. 92) in RÖDLER P., BERGER E., JANTZEN W. (Hrsg.): Es gibt keinen Rest! – Basale Pädagogik für Menschen mit schwersten Beeinträchtigungen. Luchterhand, Berlin 2000

67 Die »Bienensprache« wurde von Karl v. FRISCH erforscht.

das früher angenommen wurde, dass eine solche Grenzlinie aber existiert.

Zu den biologischen Voraussetzungen menschlicher Sprache zählen einerseits spezifische Bedingungen im Zentralnervensystem (das »linguistische Netzwerk«) und andererseits periphere Bedingungen der Bewegungsausführung (Stimm- und Artikulationstrakt für die Lautsprache, differenzierte Handbewegungen für die Gebärdensprache und das Lormen[68]), die die Umsetzung in Zeichen möglich machen.

Der Ursprung der menschlichen Sprache am Anfang der Menschheitsgeschichte liegt in der konkreten kollektiven Tätigkeit, in der gemeinsamen Arbeit mehrerer Individuen, die kommunikative Austauschprozesse erfordert: Um eine Tätigkeit gemeinsam ausführen zu können, ist es notwendig, über die Durchführungsmodalität Übereinstimmung herzustellen; bei einfachen Tätigkeiten reichen dafür hinweisende Laute aus, bei komplexeren Tätigkeiten müssen die Handlungsziele durch differenziertere Bezeichnungen vorweggenommen werden. Die Ursprünge der Sprache sind also an die Handlung gebunden. Erst später erlangt die Sprache relative Eigenständigkeit und wird damit zur »Sprachtätigkeit« (»Emanzipation des Wortes von der Praxis« n. LURIJA). Auch in der individuellen Sprachentwicklung (Ontogenese) können wir einen ähnlichen Entwicklungsverlauf beobachten – die Entwicklung führt vom sympraktischen zum synsemantischen Kontext. Sprache existiert unabhängig vom Einzelindividuum, sie ist ein Teil der (menschlichen, sozialen) Umwelt und muss durch das Individuum ontogenetisch angeeignet werden.

Der übergeordnete Rahmen, in dem Sprache steht, ist durch den Begriff **»Dialog«** beschreibbar. R. SPITZ leitet diesen Begriff aus der Säuglingspsychologie ab und definiert: »*Der Dialog ist der sequenziell ablaufende Zyklus von Aktion – Reaktion – Aktion in-*

---

68   Hieronymus LORM (1821–1902)

nerhalb der Mutter-Kind-Beziehung … dieser Zyklus ist es, der das Kleinkind befähigt, Schritt für Schritt bedeutungslose Reize in bedeutungserfüllte Signale umzuwandeln.«

SPITZ beschreibt die psychische Situation des jungen Säuglings und die Rolle des Dialogs:»Das Neugeborene hat überhaupt kein Weltbild. … Jeder Reiz muß erst in eine bedeutungsvolle Erfahrung verwandelt werde, erst dann kann er ein Signal werden, dem sich allmählich andere Signale zugesellen, um das kohärente Bild der Welt des Kindes aufzubauen …. Der bei weitem wichtigste Faktor, der das Kind in die Lage versetzt, allmählich ein kohärentes begriffliches Bild seiner Welt aufzubauen, stammt aus der Wechselbeziehung zwischen Mutter und Kind – dem Dialog.«[69]

In einem früheren Abschnitt (6.4.) habe ich die Ausbildung von Schemata beschrieben. Im Dialog wird dem primär sensomotorischen und emotional akzentuierten Schema, das einer präsymbolischen Repräsentation entspricht, die Komponente der sozial geprägten und an Begriffe gebundenen Bedeutung hinzugefügt. Auf diese Weise entstehen sprachgebundene Symbole, die eine Widerspiegelung der Welt auf einem neuen Niveau möglich machen.

Wenn wir diese Ausführungen zur Säuglingspsychologie erweitern, so stellt sich der Dialog als bedeutungs- und sinnstiftender Prozess und als allgemeine Form des zwischenmenschlichen Austauschs dar, die auf jeder Stufe menschlichen Lebens stattfinden kann. Lebenssituationen nach schweren ZNS-Läsionen (z. B. im apallischen Syndrom oder anderen komaähnlichen Zuständen), in denen die Möglichkeiten des sprachlichen Austauschs nicht verfügbar sind, kann der dialogische Austausch über andere sensomotorische Prozesse realisiert werden, da grundsätzlich jede Tätigkeitsform des Individuums als Zeichenträger des (vorerst präsymbolischen, später auch symbolischen) Dialogs geeig-

---

69   SPITZ R. »Vom Säugling zum Kleinkind« (S. 60, 61)

net ist. Auf basalen Stufen kann diese Funktion von der Orientierungsreaktion übernommen werden, die im weiteren Austausch
auch Spezifizierungen und Differenzierungen (verschiedenartige
vegetative oder motorische Reaktionen) zulässt; diesen Reaktionen können schließlich stabile Bedeutungen (auf der Ebene der
Symbole) zugeordnet werden, womit der entscheidende Schritt
in Richtung »Sprache« getan ist. In diesem Sinne ist Sprache ein
spezifisches (semiotisches) Werkzeug des Dialogs.

Definition[70]: Sprache ist ein gesellschaftlich-historisch entwickel-
tes Zeichensystem, das Realität in symbolischer Weise widerzuspiegeln vermag. Der Zeichenträger ist von sekundärer
Bedeutung, sein wesentliches Kriterium ist die optimale Modula-
tionsmöglichkeit.

Ein Dialog wird – im Sinne dieser Definition – dann zum sprachlichen Austausch, wenn er sich auf Symbole (stabile Zeichen, die
etwas anderes be-zeichnen) stützt. Diese Symbole bilden ein
Zeichensystem, das nicht einfach durch Konvention etabliert,
sondern in einem historischen Prozess, der Teil des gesellschaftlichen Lebens ist, entwickelt wird. Im Rahmen dieser Definition
ist die am weitesten verbreitete Sprachform, die Lautsprache,
eine mögliche, aber keineswegs die einzig mögliche Sprachform;
andere Sprachformen benützen andere Zeichenträger: geschrie-
bene Sprache benützt Schriftzeichen, die Gebärdensprache[71]
gehörloser Menschen stützt sich auf »Gebärden« (Handzeichen,
Mimik), das Lormen der taubblinden Menschen verwendet Tast-
zeichen und das Bliss-System verwendet abstrakte Pictogramme.

---

70   In Anlehnung an HOLSTE U. Ab wann sprechen wir von Sprache? In: VIEB-
     ROCK H., HOLSTE U. (Hrsg.): Therapie – Anspruch und Widerspruch. Selbst-
     verlag Bremische Evangelische Kirche, Bremen 1991

71   SACKS Oliver »Stumme Stimmen – eine Reise in die Welt der Gehörlosen«.
     Rowohlt, Reinbek 1990

Schon in der säuglingspsychologischen Betrachtung ist deutlich geworden, dass der Dialog (in präsymbolischer und sprachlicher Form) der Entstehung innerer Abbilder der Wirklichkeit dient. Auch die eben erläuterte Definition betont diesen Aspekt. Der interpersonale Austausch (die Kommunikation) ist also nicht die einzige Funktion von Sprache. LURIJA beschreibt drei *Funktionen von Sprache*:

- Sprache ist das Werkzeug der sozialen Kommunikation.
- Sprache ist Werkzeug intellektueller Aktivität und der Organisation geistiger Prozesse (Analyse und Verallgemeinerung von Information, Schlussfolgern, Entscheiden).
- Sprache dient der Regulation des Verhaltens – zuerst interpersonal, dann (im Sinne der Selbststeuerung) interiorisiert.

Auch BRUNER formuliert ähnlich: »Was Sprache auch immer sonst noch sein mag, sie ist ein systematisches Verfahren, mit anderen zu kommunizieren, fremdes und eigenes Verhalten zu beeinflussen, Aufmerksamkeit zu lenken und Realitäten zu schaffen.«[72]

In der neuropsychologischen Analyse sind die *expressive Sprache* und die *rezeptive Sprache* hinsichtlich ihrer psychischen und neurophysiologischen Organisation zu differenzieren. Während die bisherigen Aussagen für Sprache im Allgemeinen gelten, sind die folgenden Ausführungen weitgehend auf die Lautsprache beschränkt.

19.1. Neuropsychologische Grundlagen von Sprache

Expressive und rezeptive Sprache beruhen auf Prozessen der Kodierung bzw. Dekodierung: Sprachmotive werden in sprachliche

---

72   BRUNER J. (1987)

Zeichen kodiert und durch Sprechakte in gesprochene Sprache übertragen (expressive Sprache). Rezeptive Sprachleistungen bestehen darin, aus dem Sprachfluss die bedeutungstragenden Elemente (Phoneme) herauszufiltern und durch Dekodierung die Inhalte zu entschlüsseln. Diese (De-)kodierungsprozesse erfolgen auf drei Ebenen:

- akustische Analyse: Bildung von Artikulemen bzw. Entschlüsselung von Phonemen,
- lexikalisch-semantische Analyse: Ent- bzw. Verschlüsselung von morphologischen oder semantischen Gruppen (vgl. Abschnitt 15.3.),
- syntaktischer Code: Ver- bzw. Entschlüsselung von Bedeutungen im Regelsystem für Satzbildung (dieser Aspekt wurde im Abschnitt 15.2. dargestellt).

An der Realisierung dieser Prozesse sind – je nach Art der zu erbringenden Sprachleistung – verschiedene Hirnabschnitte der sprachdominanten (meist linken) Hemisphäre beteiligt, die in Form eines funktionellen Systems kooperieren.

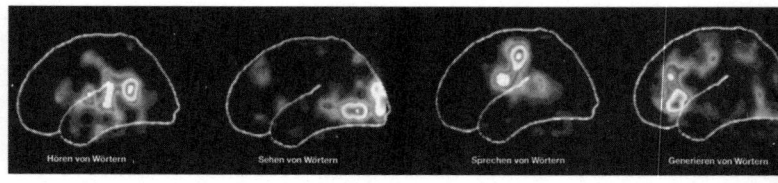

Abb. 33: Lokalisation unterschiedlicher Sprachleistungen (aus: FISCHBACH, »Spektrum der Wissenschaft Spezial 1«, 1993)

Das verbreitete Bild der Lokalisation von »Sprachzentren« wurde aufgrund der Anwendung der fMRI-Technik modifiziert und zum Bild des »*semantischen Netzwerkes*« weiterentwickelt: innerhalb von etwa 300 msec werden – z. B. beim Lesen neuer Worte – weit verstreute Zonen der Hirnrinde (im Frontal-, Occipital- und Temporallappen) aktiviert, die durch ihr Zusammenwirken diese Funktion realisieren. Je nach Sprachleistung werden unterschiedliche Zonen in dieses Netzwerk einbezogen. Bei rezeptiver Sprache (durch Hören oder Lesen), die Mitwirkung unterschiedlicher Areale für die Analyse der Phoneme (gehörte Sprache) und der der Grapheme (gelesene Sprache). Bei expressiver Sprachleistung wiederum, die auf dem Wege des Nachsprechens, des Benennens wahrgenommener Objekte oder durch freies Sprechen zustande kommen kann, werden je nach Ausgangspunkt unterschiedliche Zonen aktiviert. Das Sprachgedächtnis wird stets einbezogen.

19.2. Entwicklung von Sprache

19.2.1. Interaktion und Dialog

Die Entwicklung von Sprache ist eingebettet in die Strukturen der frühen Eltern-Kind-Beziehung, deren Basiselemente Dialog und Bindung sind. Für die Entstehung von Bindung (stabile emotionale Beziehung) spielen in den frühesten Lebensphasen multimodale Wahrnehmungsmuster (Geruch, Geschmack, Gleichgewichtssystem) im Kontext von verlässlicher Bedürfnisbefriedigung die entscheidende Rolle. Die Intensität des Kontakts, die sich auf die sensible Wahrnehmung und Beantwortung der Signale des Säuglings stützt, ist bedeutsamer als die Kontaktdauer. Schon in dieser Phase gewinnt also die dialogische Struktur des Austauschs wachsende Bedeutung. Dieser frühe Dialog stützt sich auf die intuitiven (stammesgeschichtlich biologisch fixierten) elterlichen Verhaltensweisen[73] gegenüber Säuglingen, die sich an zahlreichen von außen wahrnehmbaren »Signalen« des Kindes orientieren. Lautbildung und Atmung gehören ebenso zu diesen Signalen wie Muskeltonus oder Hautfarbe. Der Blickkontakt ist – anders als bei subhumanen Primaten – ein zentrales Element der frühen Kommunikation. Das »kontingente Beantworten« dieser Signale, insbesondere der kindlichen Laute, durch eine unmittelbare inhaltlich adäquate Reaktion in Handlung und/oder Sprache erfolgt intuitiv spontan. Die Säuglinge sind auf diese dialogische Struktur orientiert und reagieren mit deutlichem Missbehagen, wenn der Dialog künstlich (durch Video-Playback) entkoppelt wird.

Besondere Bedeutung in diesem Dialog hat das Lächeln des Kindes. Das Bewegungsmuster der Gesichtsmuskulatur, das dem Lächeln zugrunde liegt, ist schon bei (auch frühzeitig geborenen) Neugeborenen vorhanden (PRECHTL spricht vom »präfunktionalen Lächeln«[74]). Es bedarf eines mehrmonatigen Entwicklungsprozesses, bis aus dem präfunktionalen Lächeln die »Lächelreaktion« (nach SPITZ der Indikator für den ersten Organisator der Psyche) wird. Lächelbewegungen auf externe Stimuli (so auch auf reale oder schematische Gesichter) sind ab der 4. Woche beobachtbar, werden aber erst um die 18. Woche zu einem stabilen Element der Interaktion, wobei große interindividuelle Unterschiede (nach Sozialschicht, ethnischer Zugehörigkeit etc.) festzustellen sind.[75] Zweifellos spielt in dieser Entwicklung der Spitz'sche Dialog, durch den der »zufälligen« Muskelbewegung die Bedeutung des sozial relevanten Ausdrucksverhaltens verliehen wird, eine zentrale Rolle: Die Eltern verleihen der Lächelbewegung des Kindes durch emotional besetzte positive Verstärkung »Bedeutung«, die das Kind in künftigen Interaktionen instrumentell zu nützen lernt.

---

73   Die wichtigsten Forschungen dazu stammen von Hanuš und Mechthild PA-POLSEK.

74   PRECHTL (1980)

75   WULFFEN-PALTE T., HOPKINS B. (1984)

Ein weiteres wichtiges Element des intuitiven elterlichen Verhaltens ist die Förderung der kindlichen Nachahmungsfähigkeit und die häufige Wiederholung von Grundmustern mit gelegentlichen geringen Variationen (Wiederholungsspiele). All dies bündelt sich zur »intuitiven elterlichen Didaktik« (H. PAPOUSEK), die die biologisch fixierte und früh realisierte Fähigkeit und Motivation des menschlichen Säuglings zur Erkundung der Umwelt und zur Kommunikation aktiviert und fördert. Auf diesem Hintergrund entwickelt sich die Sprachkompetenz des Kindes. Ob ein kindlicher Laut zum Informationsträger wird und welche Information er übermittelt, hängt davon ab, ob und wie er vom Kommunikationspartner wahrgenommen und beantwortet wird.

Struktur und Träger des Dialogs verändern sich in der Entwicklung: Im 1. Halbjahr ist der Blickkontakt und die Prosodik der Ammensprache das Zentralelement des kommunikativen Austauschs.

Die »Ammensprache« ist die intuitive Sprachform, die Erwachsene gegenüber Säuglingen anwenden; sie ist durch folgende Merkmale charakterisiert:

- Stimmlagenanhebung um ca. 3 Halbtöne;
- Stimmumfangserweiterung auf 2 Oktaven;
- Überwiegen von kurzen Silben mit verlängertem Vokalanteil;
- inhaltlich überwiegen Ausrufe, Kosenamen und Modelllaute, die lexikalisch und syntaktische Information steht bei zwei Drittel der Äußerungen im Hintergrund;
- zentraler Bedeutungsträger ist die Prosodik (Sprachmelodie), die kulturneutral ist; dies ist von PAPOUSEK u. PAPOUSEK durch transkulturellen Vergleich im 2. bis 3. Monat zwischen deutschen, amerikanischen und chinesischen Mutter-Kind-Paaren bestätigt.

Ab dem zweiten Halbjahr tritt die gemeinsame Orientierung an Umweltaspekten in den Vordergrund – der Dialog stützt sich auf

Zeigegesten und begleitende Silbeninhalte (»da«, »Papa« ...), die in Wiederholungsspielen wiederkehren. J. BRUNER[76] beschreibt Sprach- und Interaktionsspiele und bezeichnet die Dialogstruktur als »Format«: Ein »Format« ist ein standardisiertes Interaktionsmuster zwischen einem Erwachsenen und einem Kleinkind, in dem gemeinsame Tätigkeit, die sprachlich begleitet wird, im Zentrum steht. Es handelt sich um die im Kleinkindalter häufig zu beobachtende Wiederholung einfacher gleichbleibender Sprach- und Handlungssequenzen in Spielsituationen (z. B.: »Wo ist die Puppe? – Da ist sie ja« ...). Diese Interaktionsform fungiert als vorhersagbarer Interaktionsrahmen, der als Mikrokosmos für die Kommunikation und die Definition einer gemeinsamen Realität dienen kann. Die Stabilität der Interaktion, die durch die häufigen Wiederholungen (hohe Redundanz und Vorhersagbarkeit) gesichert ist, ermöglicht dem Kinde, selbst die Initiative zu übernehmen und macht einen Rollenwechsel möglich.

Ab der zweiten Hälfte des zweiten Jahres übernimmt das Kind die Koordination des dialogischen Austauschs und entwickelt im 3. Lebensjahr seine volle Dialogfähigkeit.

19.2.2. Entwicklung der kindlichen Äußerungen

Neugeborene verfügen über ein Lautrepertoire, in dem die »vokalartigen Grundlaute«[77], die anfangs als Begleitlaute der Atmung entstehen, eine wichtige Stellung einnehmen, weil sie der Ausgangspunkt der weiteren Lautdifferenzierung (etwa ab dem 3. Monat erste Ähnlichkeiten mit Vokalen) sind. Im Experimentieren mit der Stimme und ihren Produkten entdeckt das Kind ein neues Spielzeug, dessen zunehmende Beherrschung und sein instrumenteller Einsatz Freude macht und die Kontrolle über die Um-

---

76   BRUNER Jerome »Wie das Kind sprechen lernt«. Hans Huber-Verlag, Bern 1987
77   Mechthild PAPOUSEK

welt erweitert. Im zweiten Halbjahr wird der stimmliche Ausdruck von Absichten (unterschiedliche melodische Grundmuster für Fragen, Fordern, Ablehnen etc.) und parallel dazu die Artikulation von Silben entwickelt. Wenn die Eltern den Silben Bedeutungen zuweisen (Bezeichnung von Personen und Objekten), beginnt die Symbolisierung (Wortkerne und Gesten stehen für Objekte der Umwelt). Im Laufe des zweiten Lebensjahres schließlich wird der Schritt zum Einwortsatz gemacht, bei dem der differenzierte Einsatz der Prosodik (fragende oder fordernde Betonung, meist mit Gesten verknüpft) ein und demselben Wort unterschiedliche syntaktisch-semantische Funktionen verleiht.

LURIJA entwirft folgendes Rahmenkonzept der Sprachentwicklung:

- In einer ersten Entwicklungsstufe steht der Bezug der sprachlichen Äußerungen zu konkreten Handlungen (sympraktischer Kontext) im Vordergrund, wobei im Begriff (Einwortsatz) viele »Nebenfaktoren« mitschwingen. Ein Beispiel: Eine Mutter hält ihr 13 Monate altes Kind am Arm und sieht einen Hund. Sie sagt »Wau-Wau«. In der Folge sagt auch das Kind »Wau-Wau«. Das Symbol »Wau-Wau« bezeichnet bei Mutter und Kind Unterschiedliches: Die Mutter bezeichnet damit den Hund (als vierbeiniges Säugetier ...), das Kind verbindet damit, dass es bei der Mama am Arm ist und es fein hat. Für das Kind spielen Nebenfaktoren eine große Rolle, Bedeutungen werden auf den Zusammenhang bezogen. Bei Verwendung des gleichen Wortes (aus der Sprache der Erwachsenen) unterscheiden sich die Bedeutungsinhalte.
- In einer zweiten Entwicklungsstufe (etwa gegen Ende des zweiten Jahres) kommt es schrittweise zur Ausgliederung des Wortes aus dem Handlungszusammenhang und die Bedeutung nähert sich dem Sprachgebrauch der Erwachsenen (der des gesellschaftlich entwickelten Zeichensystems). Dieser Prozess wird auch als »Abstraktion«

beschrieben. Die Bedeutung des Wortes löst sich vom An-
schaulichen und von den Nebenbedingungen – amorphe
Wortbedeutungen wandeln sich zu exakten Gegenstands-
bedeutungen.

- In einer dritten Entwicklungsstufe löst die abstrakte und
verbal-logische Struktur der Sprache den früher dominie-
renden stark affektgebundenen Bezug auf praktisch-an-
schauliche Zusammenhänge ab.

Es macht wenig Sinn, die Sprachentwicklung anhand von Meilen-
steinen eines Entwicklungstagebuches darzustellen und auf
bestimmte Altersangaben zu beziehen, da die individuellen Ent-
wicklungsverläufe große Schwankungsbreiten aufweisen. Die folgenden Beispiele[78] sollen das zeigen:

- Der Mittelwert des Wortschatzes im 12. Monat liegt bei 6
Worten mit einer Streuung von 0–52, mit 16 Monaten liegt
der Mittelwert bei 40 mit einer Streuung von 0–347.

- Julia versteht mit 13 Monaten etwa 100 Worte und spricht
34 Worte; mit 20 Monaten hat sich ihr gesprochenes Vokabular auf 290 Worte erweitert; ca. 80 % ihrer frühen Worte
waren Hauptwörter, die sie unter Weglassung kleiner gram-
matikalischer Wörter zu Hauptwortketten kombinierte.

- Maias eigentlicher Sprechbeginn war schwer zu bestimmen, da ihre Äußerungen oft in satzähnlichen Klangkontu-
ren geplappert waren und Worte, die sie verwendete, zu
einem späteren Zeitpunkt nicht mehr in ihrem Vokabular
verfügbar waren. Maia war daran interessiert, Laute zu
bilden, aber nicht Sprache zu produzieren. Mit 15 Monaten
verfügte sie über drei klare Worte, mit 18 Monaten verwendete sie das Wort »Mama« als allgemeine Aufforderung an
Erwachsene, ihr zu helfen, und das Wort »nein« zur Ableh-
nung der Intervention Erwachsener. Auch mit 20 Monaten

---

78   SHORE C.M. (1995)

waren Maias Äußerungen satzartig intoniert, aber die Artikulation einzelner Laute war schlecht. Von 20 bis 25 Monate erweiterte sie ihr Repertoire rasch auf 45 Worte, die sie zu kurzen Sätzen zusammenbaute, in denen sie häufiger Fürwörter als Hauptwörter verwendete.

Anstatt einer quantifizierenden Aussage sollten folgende Bereiche differenziert werden: Entwicklung des Vokabulars nach gesprochenen Wortklassen, grammatikalische Entwicklung, phonologische Entwicklung, pragmatische Entwicklung (sozialer Gebrauch von Sprache).

19.2.3. Frühe Entwicklungsphasen der Sprache

Die folgende Gliederung der Sprachentwicklung[79] bietet eine Orientierung an qualitativen inhaltlichen Kriterien:

- *pränatale Phase*: Die Sprachwahrnehmung beginnt etwa ab der 32. Schwangerschaftswoche mit der Funktionsfähigkeit des Gehörs; dies ist intrauterin anhand spezifischer Veränderungen der Herzfrequenz nachweisbar.
- *präsyllabische Phase* (ca. bis 11. Monat): Verschiedene Lautbildungen, die noch keinen Silbencharakter haben, stehen am Anfang der Entwicklung und werden zwischen 7. bis 11. Monat sukzessive von Silben abgelöst, machen aber im 15. Monat noch ein Drittel der Vokalisation aus. Im 4. Monat zeigen die Kinder eine deutliche Präferenz für die *Ammensprache* (nachweisbar durch Einschaltung entsprechender Tonträger über Kopfbewegungen des Säuglings).
- *Silben- und Wortphase* (ca. 7. bis 15. Mo.): etwa ab dem 7. Monat beginnt die Produktion von regulären Silben (par-

---

79   PAPOUSEK M. (1994)

allel dazu entwickelt sich auch die linkshemisphärische Kontrolle der rhythmisch-motorischen Aktivität). In dieser Periode beginnt auch die Differenzierung spezifisch muttersprachlicher Lautelemente im Silbenplappern (etwa ab dem 8. Monat), wenngleich in einfachen Konsonant-Vokal-Verbindungen auch mit 13 Monaten noch große Ähnlichkeiten zwischen verschiedenen Sprachen bestehen. Gehörlos geborene Säuglinge »plappern mit den Händen«, das heißt, dass ca. zwischen 10. und 14. Monat ein großer Teil der Handaktivitäten den Silbeneinheiten der Gebärdensprache entsprechen. Das wesentliche Element der Dialogstruktur dieser Entwicklungsperiode sind die von BRUNER beschriebenen *Formate*.

Wie schon anhand der beiden zitierten Beispiele (Julia und Maia) erkennbar war, ist die Sprachentwicklung kein einheitlicher Prozess, sondern gliedert sich in mehrere Teilbereiche, die zum Teil unterschiedliche Zeitverläufe aufweisen: die Entwicklung des Wortschatzes, die Entwicklung der grammatikalischen Kompetenz, die Entwicklung der Kompetenz von Lautbildung und Artikulation und die Entwicklung der pragmatischen Anwendung der Sprache im sozialen Kontext (Sprache als Instrument, um in der Umwelt Wirkung zu erzielen) verlaufen meist unterschiedlich schnell. Fortschritte in dem einen Bereich sind oft mit vorübergehendem Stillstand in anderen Bereichen verknüpft.

Die folgende Zusammenfassung der Aussagen zur Sprachentwicklung folgt M. PAPOUSEK:

- Die Vorbereitung und Anbahnung des Spracherwerbs beginnt vor der Geburt und steht in enger Beziehung zu Perzeption.
- Das menschliche Neugeborene bringt spezifische sprachrelevante Fähigkeiten mit: seine Motivation und seine Fähigkeit, relevante Aspekte der sozialen Umwelt multisen-

sorisch wahrzunehmen. Die optimale Entfaltung dieser
Fähigkeit ist von der primären Umwelt abhängig.

- Wesentlichen Anteil an der Ausgestaltung dieser angeborenen Kompetenzen hat die intuitive, didaktisch wirksame
Verhaltensanpassung der »Mutter«.

- Das geeignete didaktische Grundprinzip ist die Gestaltung
spontaner Interaktionen im Alltag zu einem kontingenten
Bezugsrahmen; die spezifische Form dieser Interaktion
wurde von BRUNER als »Format« beschrieben.

- Die Formen elterlicher Sprachanbahnung sind gattungsspezifisch abgesichert und brauchen nicht »erlernt« zu
werden. Diese intuitiven Formen früher Sprachförderung
bieten ein didaktisch optimal anpassungsfähiges Modell
und unterschiedliche Strategien der Eltern führen zu ver-
gleichbaren Erfolgen.

Für die *Prüfung der Sprachentwicklung* hat sich in der entwicklungsneurologischen Praxis[80] folgender Ablauf bewährt:

Die Prüfung der *rezeptiven Sprache* beginnt mit der Prüfung
der Orientierungsreaktionen (akustisch, visuell), gefolgt von der
Prüfung der Orientierungstätigkeit (räumliche Orientierung) auf
auditive und visuelle Reize. Dann folgt die Prüfung, ob es möglich
ist, das Verhalten des Kindes (»Komm her!«, »Gib mir den Ball!«
...) verbal oder gestisch zu steuern, um festzustellen, ob das Kind
Inhalte auf symbolischer Ebene verarbeiten kann. Jetzt erst folgt
die Abklärung des Wortverständnisses, differenziert nach Wortklassen (Gegenstands-, Tätigkeits-, Farb-, Richtungsbezeichnungen etc.).

Die Prüfung der *expressiven Sprache* stützt sich oft auf Angaben der Bezugspersonen (indirekte Beobachtung), da gerade bei
Kindern mit Sprachproblemen die ungewohnte Untersuchungs-

---

80   BERGER E.

situation eine beträchtliche Hürde darstellt. Sie beginnt mit der Frage (an die Begleitperson), ob das Kind Affektlaute (Schmerz, Freude, Schreck) verwendet, woraus der Rückschluss auf die grundsätzliche Verwendung von Stimme möglich ist. Es folgt die Frage, ob indikative (hinweisende) Laute, die situationsgebunden sind, verwendet werden. Das gibt uns Auskunft über den instrumentellen Einsatz von Lautbildung. Nun versuchen wir festzustellen, ob das Kind bedeutungstragende Laute, Silben oder Gesten verwendet (Symbolebene). Der abschließende Untersuchungsschritt bezieht sich nun auf die Verwendung von Worten: Über welche Wortklassen (Gegenstandsbezeichnungen, Eigenschaften, Tätigkeiten, Richtungsbezeichnungen etc.) verfügt das Kind? Der quantitative Umfang des Wortschatzes ist weniger wichtig als die Feststellung, ob die einzelnen Wortklassen verfügbar sind.

19.3. Störungen von Sprache

Sprachstörungen werden als **Dysphasie** bzw. (bei komplettem Ausfall) als **Aphasie** bezeichnet. Sie treten bei Läsionen der perisylvischen Region auf. Im deutschen Sprachraum werden derzeit folgende Formen differenziert:
- *Global-Aphasie*: Unfähigkeit, differenzierte sprachliche Äußerungen zu produzieren.
- *Broca-Aphasie*: Störung der Sprachproduktion bei intakter Sprachrezeption. Leitsymptome: Agrammatismus, Artikulationsstörungen.
- *Wernicke-Aphasie*: Störung der Sprachrezeption bei relativ intakter Sprachproduktion. Leitsymptom: Paragrammatismus und Paraphasien (phonematische oder semantische).
- *Amnestische Aphasie*: Leitsymptom: Wortfindungsstörungen (mit semantischen Paraphasien).
- *Sonderformen*: Leitungsaphasie, transkortikale Aphasie.

Eine expressive Dysphasie (Broca-Typ) tritt bei Läsionen im Frontalcortex, eine rezeptive Dysphasie (Wernicke-Typ) bei Läsionen des Temporalcortex auf. »Reine« Dysphasiebilder sind in der klinischen Praxis selten und treten auch dann nur bei genau umschriebenen Gefäßstörungen auf. Meist handelt es sich um gemischte Formen der Störung.

Diese klassische Klassifikation orientiert sich am Modell des Verlustes vorhandener Sprachfunktionen aufgrund von Läsionen der sprachrelevanten Zonen der Hirnrinde. Abgesehen von akuten Cerebralläsionen bei älteren Kindern bringt die Verwendung dieser Einteilung im Kindesalter wenig Nutzen, da es sich auch in dieser Phase meist um gemischte Formen handelt und überdies die Störungsbilder dem Entwicklungsverlauf überlagert sind. Das häufigste und praktisch wichtigste Störungsbild im Kindesalter ist die *Entwicklungsdysphasie*, eine Beeinträchtigung (Verlangsamung, Beschränkung oder sonstige Fehlerhaftigkeit) der Sprachentwicklung. Es handelt sich um kein einheitliches Störungsbild, sondern um ein Konglomerat von Syndromen, die mit unterschiedlichen neuropsychologischen Defiziten zusammenhängen: die zugrunde liegenden Störungen können primär die auditive Analyse (Differenzierung von Sprachlauten) betreffen oder ihren Schwerpunkt im Bereich der optischen Analyse (Lesefähigkeit) haben; Störungen der kinästhetischen Reafferenz und der motorischen Koordination (s. *Developmental coordination disorder*) führen zu Schwierigkeiten der Artikulation und auch des Schreibens, aber auch zu Beeinträchtigungen der akustischen Differenzierung von Sprachlauten. Da Sprachlaute eine sequenzielle Reizanalyse erfordern, spielen Störung sequenzieller Perzeption oft eine wesentliche Rolle. Viele dieser zugrunde liegenden Störungen sind nur bei genauer Untersuchung sichtbar. Darüber hinaus können Beeinträchtigungen der Sprachentwicklung in jeder Phase durch eine Vielzahl anderer Faktoren auf der psychosozialen Ebene verursacht werden. Immer ist an die weitreichenden sekundären Konsequenzen gestörter Sprachentwicklung zu denken, die aus den breit gefächerten Funktionen von Sprache resultieren: Störungen der Kommunikation, der kognitiven Entwicklung, Schwierigkeiten in der Steuerung der Aufmerksamkeit und des Verhaltens. Die sachgerechte und gezielte Intervention ist daher ein wesentliches Element der Prävention.

Weitere Störungsformen betreffen die Sprechmotorik: *Sprechapraxie* und *Dysarthrie*. Nochmals ist darauf hinzuweisen, dass alle Bewegungsstörungen auch die Sprechmotorik betreffen können.

Die **Therapie** von Sprach-(und Sprech-)störungen beruht auf Übungsverfahren und ist Arbeitsgebiet von LogopädInnen und LinguistInnen. Sprachstörungen und Sprechstörungen erfordern unterschiedliche therapeutische Strategien. Im Vordergrund der Zielstellung therapeutischen Handelns muss aber immer die Unterstützung der pragmatischen Anwendung von Sprache gegenüber einer korrekten Grammatik oder Artikulation im Vordergrund stehen. Der komplexe Funktionsbereich der Mund-Lippen-Zungen-Region (der auch der Nahrungsaufnahme dient) ist ebenso zu berücksichtigen wie die Stellung der Sprechmotorik als Teil des Bewegungssystems. Isolierte Sprechübungen sind so weit wie möglich zu vermeiden. Vielmehr soll Sprache auch im therapeutischen Kontext in ihrer instrumentellen Funktion (Sprache als Werkzeug, nicht als Selbstzweck) eingesetzt werden.

In der Therapieplanung soll – insbesondere bei schweren Störungen – auch immer die Strategie der Kompensation von Sprachstörungen neben der Übungsbehandlung erwogen werden. In der neurologischen Rehabilitation können Sprachausgabegeräte und kompensatorische Computerprogramme nützlich sein. Auch bei sprachlich bedingten Schulschwierigkeiten können geeignete Computerprogramme oder andere Formen der Lese- und Schreibunterstützung wichtige Schritte zur Hilfe gegen ein vermeidbares Schulversagen sein.

20. Verhalten des Kindes

In einem abschließenden Kapitel kehre ich nochmals zu einem Begriff zurück, der bereits in den frühen Abschnitten (s. Abschnitt 3) verwendet wurde – zum Begriff des Verhaltens. Ich stütze mich bei der Verwendung dieses Begriffs auf ein neuropsychologisches Konzept: Verhalten meint alle – beobachtbaren und nicht beobachtbaren – Aktivitäten eines Menschen, Fortbewegung und manuelle Tätigkeiten ebenso wie sprachliche und nicht-sprachliche Kommunikation, aber auch Denken und Emotionen, die alle in einem Umfeld stattfinden und auf dieses bezogen sind.[81] Das neuropsychologische Modell beruht auf der Annahme, dass dem Verhalten – einer prinzipiell unbegrenzten Menge kontextspezifischer Aktivitäten – eine begrenzte Zahl psychischer Funktionen zugrunde liegt. Einen großen Teil dieser psychischen Funktionen habe ich in den Abschnitten 8 bis 19 beschrieben. All diese Funktionen bilden – in gegenseitiger Abhängigkeit – gemeinsam komplexe Systeme, die das Verhalten – die Beziehung des Individuums zu seiner Umwelt – gestalten. Diagnostische Aussagen, die das Verhalten beschreiben und kategorisieren und mit Störungen psychischer Funktionen in Beziehung setzen, müssen von folgenden Prämissen ausgehen:

- Verhalten meint stets das Verhalten eines Kindes in einer konkreten (aktuellen, vergangenen und künftigen) Umwelt.
- Kein Verhalten und keine Verhaltensauffälligkeit kann auf einen umschriebenen Ursachenfaktor zurückgeführt werden. Die Vielzahl beteiligter Funktionssysteme ist ebenso zu berücksichtigen wie die Biografie des Kindes, die ihre

---

81   GOLDENBERG et al. (2002)

Spuren in der biologischen und psychischen Domäne hinterlässt.

Den Weg der Entschlüsselung der komplexen Zusammenhänge hat LURIJA[82] als Syndromanalyse beschrieben: In der klinischen Arbeit haben wir es meist mit einem unscharf definierten Komplex von Problemen zu tun – Störungen der Entwicklung, Auffälligkeiten des Verhaltens, Funktionsausfälle nach akuten Cerebralläsionen. Aufgabe des Diagnostikers ist es, aus einem Spektrum von Symptomen jene herauszufiltern, die als Leitsymptome zu einem Syndrom (einer typischen Konstellation einer Gruppe von Symptomen) führen. In einem nächsten Schritt kann nun eine diagnostische Hypothese formuliert werden, die mit spezifischen Untersuchungsmethoden (z. B. neuropsychologische Testverfahren, apparative Hilfsmethoden etc.) überprüft werden kann. Auf diese Weise können die Primärfaktoren von ihren Folgen differenziert werden.

Ein Beispiel soll diesen Prozess verdeutlichen: Ein Knabe im Alter von acht Jahren wird wegen anhaltender Schulschwierigkeiten (schlechte Lernleistungen) zur Untersuchung vorgestellt; die Eltern berichten auch über deutliche Interaktionsprobleme mit anderen Kindern, die häufig in Streit und Aggression münden. Die klinische Untersuchung zeigt keine relevanten Auffälligkeiten der Bewegungs- und Wahrnehmungsfunktionen, die Aufmerksamkeitsleistungen sind altersentsprechend, das Kontaktverhalten ist reduziert, die lautsprachliche Kommunikation ist »einsilbig« und wenig differenziert. Die Arbeitshypothese lautet: Beeinträchtigung des sozialen Kontakts und der Verarbeitung sprachlicher Inhalte durch eine Störung der Sprachentwicklung. Die genauere psychologische Diagnostik zeigt das Vorliegen einer Entwicklungsdysphasie, die sowohl die expressiven als auch die rezeptiven Sprachleistungen betrifft. Als neuropsychologische

82   LURIJA A.R. (1993)

Grundlage wird schließlich eine Störung der akustischen Differenzierung der Sprachlaute entschlüsselt.

Die Beeinträchtigung der Verarbeitung der Sprachlaute ist in diesem Beispiel als Primärfaktor zu klassifizieren, dessen Folge die Ausbildung einer Entwicklungsdysphasie (Syndromebene) war, die sich schließlich auf der psychosozialen Ebene in Kontaktproblemen und Lernstörungen manifestierte. Das Leitsymptom des diagnostischen Prozesses war die Beobachtung des eingeschränkten Kontaktverhaltens und der eingeschränkten lautsprachlichen Kommunikation.

Die neuropsychologische Untersuchung[83] sollte altersspezifisch folgende Bereiche erfassen:

Neuropsychologisches Screening im Vorschul- u. Schulalteralter
Automatisierte Alltagssprache
visuell – konstruktive Funktionen
Sprachfunktionen
Exekutivfunktionen
Denken
Handmotorik, Visuomotorik
Lernen und Gedächtnis
Aufmerksamkeit

Tab. 11:
Neuropsychologisches
Screening, Vorschulalter

Spezifische neuropsychologische Testbatterien, die sich auf das Konzept von LURIJA beziehen, sind: die Luria-Nebraska-Neuropsychological Battery und der Tübinger-Luria-Christensen-Test (TÜLUC).

Vor allem in den frühen Entwicklungsperioden – im Säuglings- und Kleinkindalter in besonderem Maße – sind auch Funktionen zu berücksichtigen, die gewissermaßen den individuellen »Hintergrund« des Verhaltens darstellen: Biorhythmus und Temperament. Ich bezeichne sie als »*biologienahe*« *Funktionen*.

---

83   Weiterführende Details bei BARON I.S. (2004)

Der kontinuierliche Wechsel von Aktivitäts- und Ruhephasen wird zu entscheidenden Teilen biologisch reguliert. Dieser *Biorhythmus* (auch circadianer Rhythmus) bestimmt durch den Wechsel von Schlaf- und Wachzustand den Zeitrahmen, in dem sich der Säugling aktiv auf seine Umwelt beziehen und mit ihr in Interaktion treten kann und ist somit ein Basiselement des frühkindlichen Verhaltens. Ich habe bereits früher auf das Konzept der Verhaltenszustände (PRECHTL) hingewiesen, das uns die Möglichkeit gibt, beim Neugeborenen zwischen fünf verschiedenen Zuständen zu unterscheiden.

Verhaltenszustände des Neugeborenen	
Zustand 1	Augen geschlossen, Atmung regelmäßig, keine Bewegungen
Zustand 2	Augen geschlossen, Atmung irregulär, kleine, manchmal kurzdauernde grobe Bewegungen
Zustand 3	Augen offen, keine Bewegungen
Zustand 4	Augen offen, grobe Bewegungen
Zustand 5	weinen

Tab. 12: Verhaltenszustände des Neugeborenen (PRECHTL)

Der Verhaltenszustand 1, der den tiefen Schlaf charakterisiert, stellt normalerweise in den ersten Monaten ein sehr stabiles Element im Leben des Kindes dar, zeigt eine geringe externe Störanfälligkeit und scheint somit biologisch reguliert zu sein. In der Zeit von 23 bis 6 Uhr zeigen die meisten Kinder ein relativ stabiles Schlafverhalten. Tagsüber (zwischen 6 und 23 Uhr) weist die Schlafdauer des Kindes im 1. Lebensjahr eine kontinuierliche lineare Verminderung auf (von 9,6 Stunden in den ersten zwei Monaten auf 6,6 Stunden bis zum 12. Monat mit einer geringen Standardabweichung von durchschnittlich 1,5 Stunden),[84] wobei Kinder, die anfangs relativ viel schlafen, dies auch am Ende des 1. Lebensjahres tun (hohe intraindividuelle Konstanz). Wenige Kinder zeigen beträchtliche *Instabilitäten des Biorhythmus* und so-

---

84   BERGER E. , SCHUCH B., BERGER-MARGULIES J. (1982)

mit häufige Unterbrechungen der Schlafperioden nachts und am Tage. Dieser Umstand ist vor allem für das Interaktionsgleichgewicht innerhalb der Familie bedeutsam, weil er den individuellen Zeitplan der Betreuungspersonen und vor allem den Nachtschlaf der Eltern stört und auf diese Weise zu schweren Belastungen führen kann. Darüber hinaus ist die Stabilität des Biorhythmus vermutlich für die Verhaltensregulation und für die Umweltbeziehung von großer Bedeutung. Frühkindliche Regulationsstörungen (Essstörungen, Schlafstörungen) haben hier eine Quelle. Eine derartige Instabilität des Biorhythmus reicht meist bis ins Kleinkindalter und zeigt erst in der weiteren Entwicklung eine Stabilisierung. Da es keine verlässlich wirksamen Interventionsstrategien zur Stabilisierung des Biorhythmus gibt, ist die Beratung und Begleitung der Eltern die sinnvollste Strategie.

Einem weiteren Aspekt frühkindlichen Verhaltens wird ebenfalls eine hohe intraindividuelle Konstanz auf biologischer Grundlage zugeschrieben – den »Temperamentseigenschaften«. Die ursprüngliche Klassifikation nach neun Kategorien[85] wurde verlassen zugunsten einer Unterscheidung von drei Kategorien[86]: Neugierverhalten, Schadensvermeidung und Belohnungsabhängigkeit. Diese (wahrscheinlich biologisch regulierten) Temperamentdimensionen sind vermutlich mit persistenten kindlichen Verhaltensweisen verknüpft, die die Beziehung des Kindes zur Umwelt entscheidend beeinflussen. Das Überwiegen von aktivem Explorationsverhalten in neuen Situationen oder die Dominanz von Angst, Unsicherheit und passiv vermeidendem Verhalten oder die Abhängigkeit von der Bestätigung durch andere können durchgängige und wirksame Elemente im Verhalten des Kindes sein.

Wenngleich diese »biologienahen Funktionen« nicht als absolut unveränderlich gedacht werden können, so sind sie doch relativ stabile Faktoren in der kindlichen Entwicklung.

---

85 THOMAS, CHESS (1980)
86 CLONINGER C. (1994)

Literatur

A) Vertiefende und weiterführende Literatur:

BARON I.S.: Neuropsychological Evaluation of the Child. Oxford Univ. Press 2004

GOLDENBERG G., PÖSSL J., ZIEGLER W.: Neuropsychologie im Alltag. Thieme, Stuttgart 2002

HOLODYNSKI M.: Emotionen – Entwicklung und Regulation. Springer, Heidelberg 2006

KANDEL E.: Psychiatrie, Psychoanalyse und die neue Biologie des Geistes. Suhrkamp, Frankfurt/M. 2006

KÖLBL C.: Die Psychologie der kulturhistorischen Schule. Vandenhoek & Ruprecht, Göttingen 2006

LURIJA A.R.: Das Gehirn in Aktion. Rowohlt TB-Verlag, Reinbek 1992 (Orig. russisch 1973)

PAPOUSEK M. Vom ersten Schrei zum ersten Wort. Hans Huber-Verlag, Bern 1994

PIAGET J.: Das Erwachen der Intelligenz beim Kinde. Klett, Stuttgart 1969 (Orig. franz. 1959)

RIZZOLATTI G., SINIGAGLIA C.: Empathie und Spiegelneurone. Die biologische Basis des Mitgefühls. Suhrkamp, Frankfurt/M. 2008

SACKS O.: Stumme Stimmen – eine Reise in die Welt der Gehörlosen. Rowohlt, Reinbek 1990 (Orig. engl. 1989)

SACKS O.: Der einarmige Pianist. Rowohlt, Reinbek 2008 (Orig. engl. 2007)

SPITZ R.: Vom Säugling zum Kleinkind. Klett, Stuttgart 1969 (engl. Orig. 1965)

B) Wissenschaftliche Grundlagen

ANOCHIN P.K.: Beiträge zur allgemeinen Theorie des funktionellen Systems. VEB Gustav Fischer, Jena 1978 (Orig. russisch 1974)

BERGER, E.: Zur Verlässlichkeit geburtsanamnestischer Daten. Klin. Päd. 192, S. 325–29, 1980

BERGER, E., SCHUCH, B.: Entwicklungsneurologische Grundlagen des Ich-Bewusstseins. Acta Paedopsych. 47, S 253–59, 1981

BERGER E.: Entwicklungsneurologische Untersuchung in den ersten drei Lebensjahren. Thieme, Stuttgart 1982

BERGER E., SCHUCH B., BERGER-MARGULIES J.: Psychiatrische und psychologische Beurteilung einer »Normalgruppe« im 2. und 3. Lebensjahr. In: NISSEN G. (Hrsg.): Psychiatrie des Säuglings- und Kleinkindalters. Hans Huber, Bern 1982

BERGER, E.: Neurophysiological and Psychological Aspects of Rehabilitation. Journal for Activity Theory 13/14, 45–47, 1993

BERGER E., WÖRGÖTTER G., OPPOLZER A., KESSLER J., VAVRIK K., FIALA S.: Neurological Rehabilitation in Children and Adolescents. Pediatric Rehabilitation 1 / 4, 229–33, 1997

BERGER E., VAVRIK K., HOCHGATTERER P.: Vigilance scoring in children with acquired brain injury: Vienna Vigilance Score in comparison with usual coma scales. J Child Neurol 16, 236–40, 2001

BERGER E.: Ist Rehabilitation ein planbarer Prozess? In: FEUSER G., BERGER E. (Hrsg.): Erkennen und Handeln. Momente einer kulturhistorischen (Behinderten-)Pädagogik und Therapie. Verlag Pro Business, Berlin 2002

BERGER E. (Hrsg.): Verfolgte Kindheit – Kinder und Jugendliche als Opfer der NS-Sozialverwaltung. Böhlau Verlag, Wien 2007

BRANDT T., BLES W., ARNOLD F., KAPTEYN T.S.: Height Vertigo and Human Posture. Adv. Oto-Rhino-Laryng. 25, 88–92, 1979

BROOKS V.B.: The Neural Basis of Motor Control. Oxford University Press 1986

BRUNER J. Actual Minds, Possible Words. Harvard Univ. Press, London 1986

BRUNER J. Wie das Kind sprechen lernt. Hans Huber-Verlag, Bern 1987 (Orig. engl. 1983)

CLONINGER C. Temperament and Personality. Current Opinion in Neurobiology 4, 266–273, 1994

ELSTNER Th., FIALA-PREINSPERGER S., BERGER E.: Entwicklungs-begleitung von Kindern substanzabhängiger Mütter – das Wiener Comprehensive Care Modell. Neuropsychiatrie 20, 109–117, 2006

FRACKOWIAK R.S.J., FRISTON K.J., FRITH C.D., DOLAN R.J. MAZ-ZIOTTA J.C.: Human Brain Function. Academic Press, London 1997

GIEDD J.N., BLUMENTHAL J., JEFFRIES N.O., CASTELLANOS F.X., LIU H., ZIJDENBOS A., PAUS T., EVANS A.C., RAPOPORT J.: Brain development during childhood and adolescence: a longi-tudinal MRI study. Nature Neuroscience 2, 861–863, 1999

WALTER W. GREY, COOPER R., ALDRIDGE V. J., McCALLUM W. C., WINTER A. L.: Contingent Negative Variation: An Electric Sign of Sensori-Motor Association and Expectancy in the Human Brain. Nature 203, 380–384, 1964

HENDERSON S.E., HENDERSON L.: Toward an Understanding of Developmental Coordination Disorder. Neural Plasticity 10, 1–2, 1-13, 2003

HUBEL D.H., WIESEL T.N.: Receptive fields, binocular interaction and functional architecture in the cat's visual cortex. J. Physiol. 160, 106–154, 1962

JUENGER H., GRODD W., KRÄGELOH-MANN I., STAUDT M.: (Re-)Organization of Basal Ganglia in Congenital Hemiparesis with Ipsilateral Cortico-spinal Projections. Neuropediatrics 39: 252– 258, 2008

LEBEER J., RIJKE R.: Ecology of development in children with brain impairment. Child: Care, Health, Developm 29, 131–140; 2003

LEONTJEW A.N.: Probleme der Entwicklung des Psychischen. Fischer Athenäum, Frankfurt 1973 (Orig. russisch 1959)

LURIJA A.R.: Romantische Wissenschaft. Rowohlt TB-Verlag, Reinbek 1993 (Orig. russisch 1982)

MALL V., LINDER M., HERPERS M., SCHELLE A., MENDEZ-MENDEZ J., KORINTHENBERG R. et al.: Recruitment of the Sensorimotor Cortex – A Developmental fMRI Study. Neuropediatrics 36, 373–379, 2005

MERZENICH M.M., ALLARD T., JENKINS W.M., RECANZONE G.: Self-Organizing Processes in Adult Neo-Cortex. In: Von SEELEN W., SHAW G., LEINHOS U.M. (Eds.): Organization of Neural Networks. VCH-Verlagsges., Weinheim 1988

MEYER-PROBST B., TEICHMANN H.: Risiken für die Persönlichkeitsentwicklung im Kindesalter. VEB Georg Thieme, Leipzig 1984

PAWLOW I.P.: Die bedingten Reflexe. Kindler, München 1972 (Orig. russisch 1910)

PIAGET J.: Erkenntnistheorie der Wissenschaften vom Menschen. Ullstein, Frankfurt/Main 1972

PIONTELLI A.: Twins – From Fetus to Child. Routledge, London 2002

PRECHTL H.F.R: Die entwicklungsneurologischen Grundlagen des frühen Verhaltens. In: W. Spiel (Hrsg.): Die Psychologie des 20. Jahrhunderts, Bd. XI., Kindler 1980

PRECHTL H.F.R., BEINTEMA D.J.: Die neurologische Untersuchung des reifen Neugeborenen. Thieme, Stutgart 1964

PRECHTL H.F.R. (Ed.): Continuity of Neural Functions from Prenatal to Postnatal Life. Spastics Intern. Medical Publications, London 1984

PRECHTL H.F.R., EINSPIELER C., CIONI G., BOS A.F., FERRARI F., SONTHEIMER D.: An early marker for neurological deficits after perinatal brain lesions. Lancet 1997; 349, 1361–1363

PURVES D.: Neural Activity and the Growth of Brain. Cambridge University Press, Cambridge 1994

RIESEN A.H. (Ed.): The Developmental Neuropsychology of Sensory Deprivation. Academic Press, New York 1975

RÖDLER P., BERGER E., JANTZEN W. (Hrsg.): Es gibt keinen Rest! – Basale Pädagogik für Menschen mit schwersten Beeinträchtigungen. Luchterhand, Berlin 2000

ROSENBAUM D.A.: Human Motor Control. Academic Press, London 1991

Von SEELEN W., SHAW G., LEINHOS U.M. (Eds.): Organization of Neural Networks. VCH-Verlagsges., Weinheim 1988

SHORE C.M.: Individual Differences in Language Development. Sage Publications, London 1995

SIMONOW, P.W.: Höhere Nerventätigkeit des Menschen. Motivationelle und emotionale Aspekte. VEB Verlag Volk u. Gesundheit, Berlin 1982 (Orig. russisch, Moskau 1975)

SOKOLOV, E.N.: Higher Nervous Functions: The Orienting Reflex. Ann. Rev. Physiol. 25, 545–80, 1963

SPITZ R. Eine genetische Feldtheorie der Ich-Bildung. S. Fischer-Verlag, Frankfurt/M. 1972 (Orig. engl. 1969)

THOMAS A., CHESS St.: Temperament und Entwicklung. Enke, Stuttgart 1980 (Orig. engl. 1977)

TOUWEN B., PRECHTL H.F.R.: The Neurological Examination of the Child with Minor Nervous Dysfunction. Heinemann, London 1970

TOUWEN B.: Neurological Development in Infancy. Heinemann, London 1976

WERNER E.E.: High risk children in young adulthood: a longitudinal study from birth to 32 years. Am. J. Orthopsychiat. 59, 72–81, 1989

WELTGESUNDHEITSORGANISATION: Deutsches Institut f. Medizinische Dokumentation (DIMDI) (Hrsg.): Internationale Klassifikation der Funktionsfähigkeit, Behinderung und Gesundheit (ICF). WHO, Genf 2005 (Orig. engl. WHO 2001)

WOHL, A.: Bewegung und Sprache. Probleme zur Theorie der Motorik des Menschen. Verlag Karl Hoffmann, Schorndorf 1977

WULFFEN-PALTE T., HOPKINS B.: »Development of the Infants Social Competence During Early Face-to-Face Interaction. In: PRECHTL H.F.R. (Ed.) Continuity of Neural Functions from Prenatal to Postnatal Life. Spastics Intern. Medical Publications, London 1984

WYGOTSKI L.: Ausgewählte Schriften, Bd. 1, 2 Pahl-Rugenstein, Köln 1985 (I), 1987 (II)

Sachregister

Personenregister

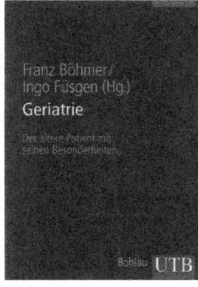

böhlau

FRANZ BÖHMER,
INGO FÜSGEN (HG.)
GERIATRIE
DER ÄLTERE PATIENT MIT
SEINEN BESONDERHEITEN

Der demographische Wandel in den Industriestaaten beschert der Medizin immer mehr ältere multimorbide Patienten mit meist chronischen Krankheiten. Diese schnell wachsende Patientengruppe hebt sich durch ihre Besonderheit in der Prävention, Diagnostik, Therapie und Rehabilitation deutlich von den jüngeren Altersgruppen ab. Dabei ist eine konsequente Berücksichtigung der Multimorbidität bei der Betrachtung und Behandlung der zahlreichen Beschwerden und Krankheitsprobleme notwendig. Dieses Taschenlehrbuch ist ein praktischer Leitfaden für Mediziner, die mit dieser Betreuung alter Menschen befasst sind, seien es Medizinstudenten, Ärzte im Praktikum, Assistenzärzte auf geriatrischen Stationen oder Allgemeinmediziner. In der kurzen, prägnanten und praxisorientierten Darstellung aller wichtigen Aspekte geriatrischer Medizin stehen die geriatrischen Syndrome sowie organspezifische Krankheiten, die im Alter häufig sind oder Besonderheiten aufweisen, im Mittelpunkt. Bei den Autoren handelt es sich um Lehrstuhlinhaber der Geriatrie bzw. geriatrische Chefärzte, die mit den täglichen Problemen älterer Patienten vertraut sind. So entstand ein didaktisch hervorragend aufbereitetes Lehrbuch und ein zuverlässiges Nachschlagwerk für alle in der Altersmedizin Tätigen.

2008. 613 S. 26 S/W-ABB. BR. 170 X 240 MM.
ISBN 978-3-8252-8404-6

BÖHLAU VERLAG, WIESINGERSTRASSE 1, 1010 WIEN. T: +43(0)1 330 24 27-0
BOEHLAU@BOEHLAU.AT, WWW.BOEHLAU.AT | WIEN KÖLN WEIMAR

böhlau

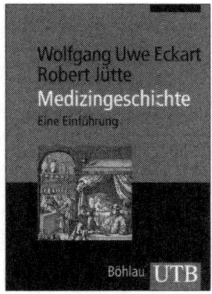

WOLFGANG UWE ECKART,
ROBERT JÜTTE
MEDIZINGESCHICHTE
EINE EINFÜHRUNG
(UTB FÜR WISSENSCHAFT 2903 M)

Das Studienbuch bietet einen Überblick über die Medizingeschichtsschreibung der letzten 200 Jahre und führt in die gesamte Bandbreite der medizinhistorischen Themen ein.

2007. 378 SEITEN. BR. 150 X 215 MM.
ISBN 978-3-8252-2903-0

„Ein ansprechendes, für Studierende und Neulinge in der Medizingeschichte überaus hilfreiches Werk [...]. Darüber hinaus gelingt es, die Medizingeschichte als eine universitäre Disziplin vorzustellen, die sich weit entfernt hat von den großen Erfolgsgeschichten der »Heiler in Weiß« [...]."
    Neue Politische Literatur

„Das Wichtigste vorweg: Wolfgang Uwe Eckart und Robert Jütte haben ein bedeutendes und durchweg überzeugendes Buch geschrieben, das weit mehr bietet, als der eher bescheiden anmutende Titel [...] erwarten lässt. [...] Das Buch erfüllt alle Voraussetzungen eines Standardwerkes. Es bedarf keiner Prophetie, dem Werk eine weite Verbreitung vorauszusagen."
    Deutsches Ärzteblatt

BÖHLAU VERLAG, URSULAPLATZ 1, 50668 KÖLN. T: +49(0)221 913 90-0
INFO@BOEHLAU.DE, WWW.BOEHLAU.DE | KÖLN WEIMAR WIEN